Eureka! The Essence of Tracheal Intubation

こういうことだったのか!!
一般医療者の
生き残りの気管挿管

小尾口邦彦 著
京都府立医科大学
麻酔科学教室・集中治療部

中外医学社

# 気管挿管のリスキリングをしよう

　気管挿管は，麻酔科医以外の医療者にとってハードルが高いテクニックであることに異論はないでしょう．イージーな症例もありますが，時に DAM（difficult airway management）に遭遇します．筆者の口癖は「どんな症例の気管挿管にも真剣に，全力で立ち向かうんやで〜」です．

　手術室外，一般病棟・ICU・ER などにおける気管挿管は，あわただしい雰囲気の中で行われるケースが大半です．若手医療者にチャンスが与えられることが多いのではないでしょうか．

　多くの若手医療者は，初期臨床研修中の 1〜2 カ月の麻酔科研修において気管挿管を習ったのみです．初期研修 1 年目の記憶など忘却のかなたではないでしょうか．気管挿管手技のみに心がはやり，気管挿管におけるさまざまな守るべきルールやコツに関心が割かれていないと感じます．例えば，ビデオ喉頭鏡を用いた気管挿管において，スタイレットによる気管チューブ形状の設定は非常に重要ですが，準備された気管チューブをそのまま使うシーンが多いと感じます．

　技術革新やビジネスモデルの変化に対応するために新しい知識やスキルを学び直す“リスキリング”が流行り言葉になって久しいです．一般医療者を想定した，気管挿管も含めた気道管理についてのリスキリングが必要ではないかと考え，筆者なりの方法論を本書にまとめました．

　気道管理全体を 1 冊にまとめたかったのですが，伝えたいメッセージが多すぎました．本書は気管挿管にフォーカスを当て，気管挿管以外の気道管理は姉妹書「こういうことだったのか‼ 一般医療者の生き残りの気道管理」にまとめました．

　筆者のメッセージ「気道管理で足をすくわれて欲しくない．生き残ろうぜ‼」が読者に届くことを望みます．


　2025 年 3 月

小尾口 邦彦

# 目　次

## CHAPTER 01　本書を読み進める前に ……………………………………… 1

- DAM
- 麻酔科医が行うエアウェイルーチンも伝えたい
- エアウェイルーチンもかなり変わった
- DAM 対策において，ある程度の用具の準備は必要
- 真の DAM は突然目の前に登場する
- ICU における気管挿管リスクの評価スコア
- ABC プランニング
- 気道管理のチェックシートを作り配備しよう
- 姉妹書とあわせて読んで欲しい
- 生き残ろうぜ

## CHAPTER 02　RSI？ modified RSI？ 自発呼吸温存？　意識下挿管？ ………………………………………… 12

- 手術室において麻酔科医による予定症例に対しての通常の麻酔導入・気管挿管
- かつて手術室外において主流であった筋弛緩薬を用いない気管挿管方法
- RSI（迅速導入気管挿管）
- ロクロニウムの作用発現時間
- 筋弛緩薬を投与しない気管挿管は非常に難しい
- RSI が重視される前，2010 年頃の気管挿管方法
- その後 RSI は急増した
- Modified RSI（修正 RSI）
- 重症患者に対しての RSI 診療ガイドライン
- 意識下挿管
- 気管挿管における薬剤選択
- 気管挿管の準備

**CHAPTER 03** 輪状軟骨圧迫と BURP は違う ·········································· 28

- 輪状軟骨の解剖学的特徴
- 輪状軟骨圧迫（cricoid pressure）
- 輪状軟骨圧迫の実際
- 輪状軟骨圧迫は効果があるのか？
- 実務において輪状軟骨圧迫は簡単ではない
- BURP
- 気管挿管手技者に指示されたときに行うのが BURP
- OELM
- 輪状軟骨圧迫と BURP を兼ねるのは…

**CHAPTER 04** 直接視型喉頭鏡の基本理論 ··········································· 37

- 直接視型喉頭鏡の基本理論
- 手首はぜったいに撓屈させない
- 直接視型喉頭鏡の作用点
- 筆者の気管挿管のイメージ
- ビデオ喉頭鏡は舌圧子能力をかなり失った

**CHAPTER 05** 若手医師教育において直接視型喉頭鏡の扱いを
どうすべきか ································································ 43

- 気管挿管が必要であるのに，ビデオ喉頭鏡がない状況に当たったら
どうするのですか？
- ビデオ喉頭鏡の整備が必要なのでは

## CHAPTER 06　バックアップビデオ喉頭鏡が必要なのでは？ ⋯⋯ 47

- 現実に，多くの若手医師はビデオ喉頭鏡の教育のみを受けている
- ビデオ喉頭鏡は作動しないかもしれない
- ER や ICU においてはビデオ喉頭鏡を複数配置すべきでは
- ディスポーザブルビデオ喉頭鏡をバックアップ機器としてもよいのでは

## CHAPTER 07　ビデオ喉頭鏡の普及は日本と海外において
別経路をたどった ⋯⋯⋯⋯⋯⋯⋯⋯⋯⋯⋯⋯⋯⋯⋯⋯ 51

- 海外における本格的なビデオ喉頭鏡のスタート
- 日本における本格的ビデオ喉頭鏡のスタート
- McGRATH MAC の登場
- 従来品は弱弯型と強弯型と単純に分けられなくなった

## CHAPTER 08　新型携帯型ビデオ喉頭鏡の登場 ⋯⋯⋯⋯⋯⋯⋯ 54

- AceScope と UE スコープ共通の特徴
- AceScope
- UE スコープは中等度弯曲型ブレード
- UE スコープ　小児用ブレード
- 本書において強弯型ビデオ喉頭鏡も扱います

## CHAPTER 09　ビデオ喉頭鏡の注意点　深く入れすぎるな ………… 60

- McGRATH MAC の MAC3 ブレード長は小さくみえる
- ブレードの深く入れすぎが多い
- MAC4 ブレードをむやみに選択すべきではない
- 最初に喉頭蓋の視認が気管挿管の大原則
- 指導医のもとで行われた研修医による喉頭展開の実際
- 喉頭展開を振り返ると…
- 食道入口を声門と勘違いするケースもある

## CHAPTER 10　ビデオ喉頭鏡による軟部組織損傷リスク
　　　　　　　〜ビデオ喉頭鏡には死角がある〜 ………………………… 69

- McGRATH MAC（弱弯型ビデオ喉頭鏡）添付文書における気管挿管手順
- ブレードの進行において直視は重視されなくなった
- 気管チューブによる軟部組織損傷はあり得る
  強弯型ブレード使用時，軟部組織損傷リスクは上がる
- 強弯型ブレードを使用したとき，リスクは上がる
  強弯型ブレードの口腔内操作手順は従来と異なる
- 4 ステップテクニック
- 気管チューブの声門への誘導にも注意が必要

## CHAPTER 11　強弯型ブレードの実際 ……………………………………… 74

- そもそもなぜ強弯型ブレードは強弯なのか？
- 強弯型ブレードと弱弯型ブレードの比較
- 強弯型ブレードは水かきをもたない
- 強弯型ブレードは薄型

## CHAPTER 12　強弯型ビデオ喉頭鏡で語られるテクニック
　　　　　　　　　～弱弯型ビデオ喉頭鏡ユーザーも知っておきたい～ ……… 77

- 直接視型喉頭鏡において良好な声門直視こそ正義
- 強弯型ビデオ喉頭鏡テクニックはアナザーワールド
- Sacrifice the view（視野を犠牲にしろ）
- Sacrifice the view がなぜ有効なのか？
- POGO スコア
- POGO スコア＜50％を目指せ？
- スタイレットを少し抜き反時計回転する
- 喉頭鏡をさらに左に位置する

## CHAPTER 13　気管チューブ・スタイレットの形を
　　　　　　　　　どうする問題 …………………………………………… 83

- 気管チューブの形状にこだわりがない？
- ビデオ喉頭鏡によってすべてがイージーとなったのか？
- スタイレット使用の利点と欠点
- スタイレットを使う or 使わない
- 気管チューブへのスタイレットのセット
- スタイレットによるさまざまな気管チューブ形状
- 気管チューブの 2 カ所に角度をつける方法
- 筆者は宗旨替えをした

## CHAPTER 14　スタイレットを抜くときも注意が必要 ………………… 93

- 少しスタイレットを抜くテクニック
- スタイレットを抜くと…
- スタイレット抜去時，気管チューブの先端は跳ねる
- 気管にチューブ留置後のスタイレット抜去
- 正中位で患者足側に弧を描くようにスタイレットを抜去しなければ
  ならない
- ビデオ喉頭鏡全盛時代の新たなルールを理解しよう

## CHAPTER 15　気管チューブ先端形状を意識しなければ
ならない ………………………………………………… 99

- 一般的な気管チューブ先端形状
- なぜベベルは左横を向くのか？
- 喉頭蓋や披裂軟骨に干渉するとチューブは進行できない
- Counterclockwise rotation
- 時計回転でもよいかも
- 声門部への気管チューブの入射角も問題となる
- 経鼻挿管においても反時計回転
- パーカー気管チューブはスゴイ
- 魂は細部に宿る

## CHAPTER 16　Can visualize cannot intubate 現象を考える ………… 108

- チューブやカテーテルを正しく進めるためは軸をあわせなければならない
- Can visualize cannot intubate 現象を理解するために
- 硬性スタイレットのルール
- 強弯型ビデオ喉頭鏡における気管挿管テクニック
  Can visualize cannot intubate 現象においても頻用されるテクニック
- 気管チューブ先端形状を意識することも重要

- なぜビデオ喉頭鏡による気管挿管においてC型は時に難しさを抱えるのか
- 気管挿管のフェーズによって気管チューブをあわせる面をチェンジする
- 右口腔にかなり広大なスペースがある

## CHAPTER 17　Sniffing position … 117

- Sniffing position（スニッフィングポジション）
- 首枕・肩枕体位は sniffing position ではない
- 3本の軸を用いた sniffing position の意義の説明
- Sniffing position は容易に頭部前屈・顎先低下体位となる
- 手動による sniffing position の最適化
- 頸椎を愛護的に扱わなければならない
- Sniffing position における理想の枕高
- Sniffing position の地位の低下？
- 筆者も sniffing position への取り組みを少し変えた

## CHAPTER 18　Ramp position … 127

- Ramp position の実際

## CHAPTER 19　気管挿管に不慣れなすべての医療者にすすめたい 体位 BUHE・HELP … 131

- Ramp position は肥満患者に限定されるのか？
- BUHE・HELP
- 研修医の気管挿管に BUHE・HELP を用いると

## CHAPTER 20　GEB を使いこなせ ......................................................... 137

- Cormack 分類と GEB
- クリックサイン・ホールドアップサイン
- GEB の形状の裏技
- GEB の酸素投与デバイスアダプタ
- GEB からの酸素投与のタイミング
- GEB への酸素流量
- ガイドがついたビデオ喉頭鏡における GEB の活用
- GEB を万能棒として常備したい
- GEB は絶対に配置すべき
- 新世代 GEB の登場

## CHAPTER 21　GEB の親戚・チューブエクスチェンジャー ............. 151

- チューブエクスチェンジャーによる気管チューブの入れ替え手順
- チューブエクスチェンジャーの選択
- どの製品を常備するか悩ましい
- 気管チューブ抜管後のお守りとしてのチューブエクスチェンジャー
- チューブエクスチェンジャー留置の効果を評価した報告
- チューブエクスチェンジャーを留置したときのルール
- チューブエクスチェンジャー留置は適応外使用
- 結局，どの GEB・チューブエクスチェンジャーを配置する？
- チューブエクスチェンジャーを普段使いしよう

## CHAPTER 22 GEB や気管チューブエクスチェンジャーの注意点は中心静脈カテーテル留置の注意点と同じ ……… 161

- 折れをカテーテルは乗り越えることができない
- 近年推奨されるダイレーター挿入時のテクニック
- GEB や気管支ファイバースコープを用いた気管挿管においても
- 直接視型喉頭鏡よりビデオ喉頭鏡において GEB の扱いは難しい
- 軽い段差をカテーテル類は乗り越えられない
- GEB や気管支ファイバースコープを用いた気管挿管においても段差は問題となる
- ガイドワイヤーやチューブはその特性を意識しなければならない

## CHAPTER 23 気管支ファイバースコープ挿管 ……………………………… 171

- DAM は突然眼前に現れ，気管支ファイバースコープ挿管しか対応できない状況があるかもしれない

## CHAPTER 24 かなり難しい経口気管支ファイバースコープ挿管 ……………………………………………………… 174

- 経口気管支ファイバースコープ挿管の基本
- なぜ経口気管支ファイバースコープ挿管は難しいのか理解する
- 経口気管支ファイバースコープは舌の表面を沿わせることはできない
- 経口気管支ファイバースコープは咽頭後壁に沿って進行する
- 経口気管支ファイバースコープ先端のコントロールは難しい
- 気管支ファイバースコープの気管留置に成功しても…
- 準備しておきたい気管支ファイバースコープ挿管用経口エアウェイ
- 水溶性潤滑剤をしっかり使う
- 二人以上で戦うのが経口気管支ファイバースコープ挿管

**CHAPTER 25** 意外に簡単な経鼻気管支ファイバースコープ
挿管 ················································· 180

- なぜ GIF 検査において経鼻が好まれるのか
- 経鼻気管挿管中に鼻出血を起こすと地獄
- 小指による鼻孔のブジー
- 気管チューブの選択
- 3 面を一致させるのが経鼻気管支ファイバースコープ挿管
- 手技者の立ち位置
- 気管チューブの鼻孔への挿入
- 気管チューブへ気管支ファイバースコープ挿入
- チャンスを捉えて「経験を積もう」
- ディスポーザブル気管支ファイバースコープを活用しよう

索　引 ····························· 190

# 本書を読み進める前に

> **筆者の若手医療者への口癖**
> 「僕が集中治療室勤務を始めたころ，気管挿管・抜管ができて，中心静脈カテーテルを入れ，カテコールアミン管理ができたら集中治療医を名乗れた．正直，僕の先輩世代の多くが，僕の世代もかなりそれに当てはまったかな．診断は各科医師におまかせでよかった．
> 君たちの世代がそれでは寂しい．
> 人工呼吸器・CRRT・ECMO など ICU に特有の機器を自由自在に扱えることはもちろんだけど，ある程度，診断もできなければならない．」
> 「かつては，集中治療医の大半は麻酔科医師だった．近年，救急科医師のほうが多くなってきている．これも時代の流れかな．」
> 「McGRATH といった強力なエアウェイデバイスの登場のおかげで，明らかに気管挿管困難は減った．ただし，真のエアウェイの危機のとき，麻酔科医の能力はすごい．おそらく，麻酔科医自身が思っている以上に，他科医との差がある．」

　筆者は，医師になって 6 年間を純麻酔科医として過ごし，心臓麻酔も多数経験しました．

　その後，麻酔業務から離れ，救急医療や集中治療に関わった時間が麻酔科医としての期間よりはるかに長くなりました．

　救急集中治療医としての多くの時間において，周囲のスタッフの大半が救急科医師（救急科専門医取得前を含む）でした．率直に言って，エアウェイ管理への関心はあるものの管理技術は麻酔科医に及ぶものではありません．

> **筆者のもう一つの口癖**
> 「ICU において，半年〜1 年に 1 回，おしっこをちびるかと思うぐらい怖い
> 経験をする．すべてがエアウェイがらみといってよい．手術室外という環境
> において，どうやってそのピンチを乗り切るかの方法論を考えてきた．次の
> ピンチをどう乗り切るのか，君たちも考えて欲しい．」

　筆者が以前，市中病院に勤務していたときは「1 年〜1 年半に 1 回」と言って
いました．現在の大学病院に異動し，当然患者の重症度が上がったからでしょう
か，怖い経験の頻度が上がりました．「1 年弱に 1 回」でしょうか．

　ICU において，予期しない突然の心停止といったトラブルはもちろんありま
すが，エアウェイトラブルの性質はそれとは違うジャンルです．

　「気管挿管にトライするのか，マスク換気を粘るのか」「輪状甲状間膜穿刺にト
ライするのか」…一瞬の判断が求められます．手技者自身の心臓が止まるかと思
うようなプレッシャーの中で勝負を決めなければなりません．

# DAM

　DAM と言われたとき，それが difficult airway management の略であると，
おそらく麻酔科医であれば 100％，救急医の 90％はわかるでしょう．しかし，
一般診療科医師や，多くのコメディカルはピンとこないのではないでしょうか．

　筆者の知人ベテラン麻酔科医は皆，口を揃えます．
「手術室で DAM にあたる機会は極めて減ったな．薬や安全管理の進歩もあるが，
ビデオ喉頭鏡の登場が大きいかな．」

　筆者は，DAM の主戦場は手術室外に完全に移行したと考えます．

　世の中に DAM をテーマとした論文は多数あります．著者の大半は麻酔科医
であり，対象は手術患者です．DAM をテーマとした解説書も多数あります．著
者の大半は麻酔科医であり，読者も多くはおそらく麻酔科医です．

　一方，救急科や集中治療科医師あるいは ER や ICU といった部門を対象とし
たエアウェイ管理に関わる論文は少数派でしたが，増加しつつあります．解説書
はまだ少ないです

　麻酔科医の熟練のテクニック，時に芸術的なテクニックを前提としない方法論
こそが手術室外で求められるのではないでしょうか．

## 麻酔科医が行うエアウェイルーチンも伝えたい

例えば，一流プロ野球選手は「バットはなんでもよい」とは言いませんよね．名選手であるほど，門外漢からみると神経質と感じるぐらいこだわりがあります．

麻酔科医は，安全のために多くのルーチンを行います．例えば，preoxygenation（前酸素化）をしっかり行います．バックアッププラン（現在の手段がうまくいかないときの次善策）も用意しています．

一方，率直に言ってエアウェイ管理に不慣れな医師ほど気管挿管手技に心がはやり，こなすべきエアウェイルーチンをこなせていないのではないでしょうか．

## エアウェイルーチンもかなり変わった

エアウェイルーチンも，かなり変化しました．

酸素療法の中心となったハイフローセラピーは，preoxygenation においても活用が強調されます．気管挿管体位も，sniffing position 一辺倒ではなくなりました．本書を通じてアップデートされたエアウェイルーチンをおさえていただきたいです．

## DAM 対策において，ある程度の用具の準備は必要

麻酔科医によるエアウェイ管理をテーマとした書籍において，多数の新旧 DAM ガジェット（面白い小物）が紹介されます．実際，多くの病院の手術室器材庫・麻酔科医控室には多数のガジェットがあります．大半は使用されず期限切れを迎えますが，手術室における DAM 対策として筆者は無駄と思いません．

ER や ICU，あるいは一般病棟・その他部門において，同様の整備は難しいし，多くの医療者は DAM ガジェットを使いこなせないでしょう．

一方で，DAM 対策は「道具に頼らずテクニックで乗り切るのだ」と言えるほど甘くありません．

本書において，一般医療者が扱える可能性が高いエアウェイ関連用具を掲載し，扱うコツを解説しました．是非，配置していただきたいです．

# 真の DAM は突然目の前に登場する

　気管挿管に関わる標語は多くの書籍に掲載されます **表1～4** **図1**．意識したいです．

　さまざまな気管挿管困難の予測因子が提唱されてきました **表2**．開口し舌を出した状態における口蓋垂の見え具合を評価する修正 Mallampati 分類 **図2** は，麻酔科術前外来では有用であっても，手術室外で利用されるシーンは少ないです．Upper lip bite test **図3** は比較的容易であり，一時期 Mallampati より優れ単独使用の価値ありとされました[1] **表5**．近年，Upper lip bite test よ

### 表1　気管挿管の適応 MOVES

| | |
|---|---|
| M | Mental status 意識障害，Maintain airway 気道確保・維持 |
| O | Oxygenation 低酸素血症 |
| V | Ventilation 換気障害 |
| E | Expectoration 喀痰排出障害，Expected course 状態の悪化を予想 |
| S | Shock ショック |

### 表2　気管挿管困難の予測 LEMONS

| | |
|---|---|
| Look externally | 肥満・小額・突出した歯・顔面外傷・あごひげ・くちひげ・巨舌 |
| Evaluate: 3－3－2 ルールの確認（⇒ **図1**） | 開口 ≦3 横指<br>舌骨顎先間 ≦3 横指<br>顎下～咽頭隆起（のどぼとけ） ≦2 横指 |
| Mallampati | Mallampati 分類 |
| Obesity・Obstruction | 肥満・血腫・外傷による気道閉塞 |
| Neck mobility | 頸部の可動性・頸椎損傷の可能性・頸椎カラー固定 |
| Saturation | 低酸素飽和度 |

### 表3　気管挿管対象患者の予備能 HOP と対応

| | |
|---|---|
| Hypotension | 気管挿管手技・薬剤により低血圧となる可能性を考える．あらかじめ輸液・血管作動薬を準備する |
| Oxygenation | 低酸素血症があるか，あるなら筋弛緩薬を投与すべきか否か，PEEP 弁つき BVM や NPPV により換気すべきか |
| pH | 危機的な pH ではないか？ 極度の酸血症においては，換気を抑制するとさらに pH が低下し危機的な pH となるので，用手換気・気管挿管後ともに過換気の維持が重要 |

## CHAPTER 01：本書を読み進める前に

**表4** マスクによる換気困難の予測因子 MOANS

| | |
|---|---|
| Mask seal | マスクの密着を妨げるもの：髭，顔面奇形，顔面外傷，顔面に密着させるための能力不足 |
| Obesity, Upper airway obstruction | 肥満，妊娠後期，トレンデレンブルグ体位，気道閉塞，胸郭コンプライアンスが低下する状況，腹部膨満 |
| Age | 高齢，55歳以上 |
| No teeth | 歯がない |
| Stiff lungs | 喘息，COPD，肺水腫，ARDS |

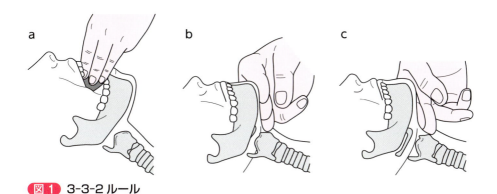

**図1** 3-3-2ルール

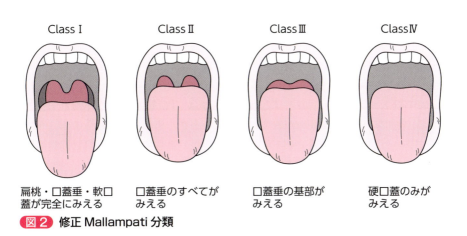

**図2** 修正 Mallampati 分類

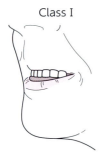 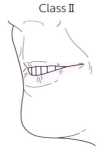 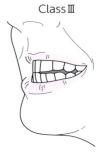

Class Ⅰ　　　　　　　　Class Ⅱ　　　　　　　　Class Ⅲ

下顎の前歯によって，上顎の
リップライン（口唇と肌の境
界）を越えて噛める

下顎の前歯によって，
上顎の唇を噛める

下顎の前歯によって，
上顎の唇を噛めない

**図3** Upper lip bite test

**表5** 修正 Mallampati 分類と Upper lip bite テストの比較

| 予測試験 |  | 直接視型喉頭鏡による声門視（症例数） ||
|---|---|---|---|
|  |  | Grade I, II | Grade III, IV |
| 修正 Mallampati 分類 | Class I, II | 189 | 3 |
|  | Class III, IV | 94 | 14 |
| Upper lip bite test | Class I, II | 251 | 4 |
|  | Class III | 32 | 13 |

直接視型喉頭鏡による声門視は Cormack 分類（→ p.137）による
（文献 1 より引用）

り開口評価のほうが気管挿管困難の予測精度が高いといった報告があります[2]．メタ解析・レビュー[3]（2024年）において，Mallampati・Upper lip bite test・顎下〜咽頭隆起（のどぼとけ）の距離は，「伝統的な身体評価方法」と称され，総じて特異度は高いが感度は高くないとされました．これらのテストで陽性であれば気管挿管困難である可能性は高いが，陰性であっても気管挿管困難を否定できないことを意味します．

　事前に DAM と予想されるケースであれば，皆で身構えます．時間的余裕があれば，麻酔科医を呼ぶといった態勢がとられるでしょう．

　真の DAM に，予想もしないタイミングあるいは症例で遭遇します．先の「伝統的な身体評価方法」の感度が低いとする報告もそれを示します．そして，エアウェイ管理に不慣れな医療者であっても，対峙せざるを得ません．

　また，麻酔科医にとっての DAM と非麻酔科医の DAM は次元が違います．

本書は，麻酔科医にとっての DAM までは全くカバーしていません．非麻酔科医にとっての DAM の大半は，麻酔科医からすると DAM の範疇に入りません．しかし，そのような高くないレベルの DAM が手術室外で起こり，必ずしも対処がうまくいかないことがあるのではないでしょうか．

# ICU における気管挿管リスクの評価スコア

ICU における気管挿管困難が検討され，MACOCHA スコアが作成されました [4] 表6．最初にスコアを作り検討された群（original cohort）と，次に検証のために検討された群（validation cohort）があります．前者の AUC（area under the curve, 1 に近いほど精度が高い）は 0.89，後者の AUC は 0.86 と両群ともに脅威の値でした．

### 表6 MACOCHA スコア

| | 因子 | 点数 |
|---|---|---|
| | Mallampati スコア III, IV | 5 |
| 患者側因子 | 閉塞性睡眠時無呼吸症候群 | 2 |
| | 頸椎可動域制限 | 1 |
| | 開口制限　開口<3cm | 1 |
| 病態関連因子 | 昏睡 | 1 |
| | 重篤な低酸素血症(SpO₂<80%) | 1 |
| 術者因子 | 非麻酔科医 | 1 |
| | | 計12点 |

| | Original cohort | | Validation cohort | |
|---|---|---|---|---|
| 合計点 | 割合 | 挿管困難率 | 割合 | 挿管困難率 |
| 0~1 | 68.5% | ほぼ0% | 69.8% | ほぼ0% |
| 2~3 | 17.4% | 12%程度 | 17.2% | 4%程度 |
| 4~5 | 3.6% | 42%程度 | 3.8% | 28%程度 |
| 6~7 | 7.0% | 45%程度 | 6.9% | 45%程度 |
| 8~9 | 7.0% | 83%程度 | 2.1% | 50%程度 |
| 10~12 | 0.1% | 100% | 0.3% | 100% |

挿管困難率は論文グラフから読み取った概数

（文献 4 より引用）

# ABC プランニング　表7

気管挿管困難の予想は大切です．しかし，予想もしないときに気管挿管困難はやってきます．

気管挿管がうまくいかないときの，バックアッププランは非常に大切です．また，エアウェイカートに i-gel や輪状甲状間膜穿刺キットを普段から整備しておかなければなりません．方法論も事前にマスターしなければなりません．

ヨーロッパ集中治療医学会の機関誌に掲載された，"How to improve intubation in the intensive care unit" というタイトルのレビュー [5]（2022 年）において，ICU 患者への気管挿管は 2 人以上の術者で臨むのが望ましいとされました．

2024 年，同機関誌に掲載された，生理学的に困難気道を有する重症患者への指針[6] において，気管挿管チームは少なくとも 3 人の医療者で構成し，理想的には 2 人が術者であり，少なくとも 1 人は経験を有するべきとされました．手術室外の気管挿管において，基本的に医師は 2 人以上で当たるべきでしょう．多くの医療行為に共通しますが，助手が上手であるとき，エアウェイ管理は相当楽になります．

そして，助けを呼ぶことをためらってはなりません．

**表7** ABC プランニング

| Assessment | LEMONS・MOVES・MOANS・HOP・Upper lip bite test などにより評価 |
|---|---|
| Backup plan | 声門上器具（i-gel など），気管支ファイバースコープ挿管，輪状甲状間膜穿刺・切開などの検討 |
| Call for help / Cooperate as a team | 助けを呼ぶ/役割分担を決め協力する |

（文献 7 を参考に作成）

# 気道管理のチェックシートを作り配備しよう

さまざまなエアウェイ管理標語を紹介してきました．それぞれ，「フムフム，なるほど」と思う内容ですが，情報量が多すぎ暗記などできるわけがありません．また，筆者現所属 ICU において研修医教育にも力を入れていますが，急遽気管挿管担当となった研修医が，短時間で目を通せる資材を必要としました．

筆者施設では，パウチ化した「気道管理のお約束」 **表8** （➡ p.9）を ICU 各ベッドに配備しています．本章で扱った標語に，他章で紹介する気道管理の準備 SOAP MD （➡ p.24）を加えています．

慌ただしい気管挿管の準備中に，ごく短時間目を通すだけでも，「忘れ物」に気づかせてくれます．

CHAPTER 01：本書を読み進める前に

### 表8　気道管理のお約束

## 気道管理のお約束

| ABC プランニング | |
|---|---|
| Assessment | LEMONS・MOVES・MOANS・HOP・Upper lip bite test などにより評価 |
| Backup plan | 声門上器具（i-gel など），気管支ファイバースコープ挿管，輪状甲状間膜穿刺・切開などの検討 |
| Call for help/ Cooperate as a team | 助けを呼ぶ/役割分担を決め協力する |

| マスクによる換気困難の予測因子 MOANS | |
|---|---|
| Mask seal | マスクの密着を妨げるもの：髭，顔面奇形，顔面外傷，顔面に密着させるための能力不足 |
| Obesity, Upper airway obstruction | 肥満，妊娠後期，トレンデレンブルグ体位，気道閉塞，胸郭コンプライアンスが低下する状況，腹部膨満 |
| Age | 高齢 55 歳以上 |
| No teeth | 歯がない |
| Stiff lungs | 喘息，COPD，肺水腫，ARDS |

| 気管挿管の適応 MOVES | |
|---|---|
| M | Mental status　意識障害<br>Maintain airway　気道確保・維持 |
| O | Oxygenation　低酸素血症 |
| V | Ventilation　換気障害 |
| E | Expectoration　喀痰排出障害<br>Expected course　状態の悪化を予想 |
| S | Shock　ショック |

| 気管挿管困難の予測 LEMONS | |
|---|---|
| Look Externally | 肥満・小額・突出した歯・巨舌・顔面外傷・あごひげ・くちひげ |
| Evaluate: 3-3-2 ルールの確認 | 開口≦3 横指<br>舌骨顎先間≦3 横指<br>顎下〜のどぼとけ≦2 横指 |
| Mallampati | Mallampati 分類 |
| Obesity Obstruction | 肥満・血腫・外傷による気道閉塞 |
| Neck mobility | 頸部の可動性・頸椎損傷の可能性・頸椎カラー固定 |
| Saturation | 低酸素飽和度 |

| 気管挿管対象患者の予備能 HOP と対応 |
|---|
| Hypotension　気管挿管手技・薬剤により低血圧となる可能性を考える．あらかじめ輸液・血管作動薬を準備する |
| Oxygenation　低酸素血症があるか，あるなら筋弛緩薬を投与すべきか否か（使うならスガマデクスの用意），PEEP 弁つき BVM や NPPV により換気すべきか |
| pH　危機的な pH ではないか．極度の酸血症においては，換気を抑制するとさらに pH が低下し危機的な pH となるので，用手換気・気管挿管後ともに換気の維持が重要 |

| SOAP MD 気道管理の準備 |
|---|
| S: suction 吸引<br>ヤンカーサクションチューブ，口腔内大量出血においては 2 系統の吸引準備 |
| O: oxygen 酸素投与<br>ハイフローセラピー・フロート式酸素流量計による大量酸素投与・BVM に PEEP 弁を装着 |
| A: airway 気道<br>経鼻エアウェイ・経口エアウェイ<br>気管チューブ　予測されるサイズと 1 つ下のサイズ・カフの破れがないかチェック・スタイレットのセット<br>ビデオ喉頭鏡　動作するかをチェック<br>気道レスキュー器具　i-gel・輪状甲状間膜穿刺キット・メス・曲がりペアン・径 6.0mm 程度の細い気管チューブ・GEB など |
| P: position 体位　sniffing position, RAMP, BUHE (bed up head elevated) |
| M: monitoring and medications モニターと薬剤<br>心電図・SpO$_2$ モニター音オン・カプノグラム（ETCO$_2$ モニター）・気管挿管に用いる各種薬剤 |
| D: denture 入れ歯・動揺歯のチェック |

JCOPY　498-16682

## 姉妹書とあわせて読んで欲しい

「気管挿管の一連の流れ」において気管挿管テクニックは重要であるものの，患者を低酸素血症とせず，バイタルサインを安定させるテクニックは同様に重要であることを常に意識しなければなりません．本書は気管挿管のみにフォーカスしていますが，安定的に換気し低酸素血症から患者を守るほうがはるかに重要です．

読者には，換気テクニックや preoxygenation など酸素化を中心テーマとして扱った姉妹書「こういうこうことだったのか!! 一般医療者の生き残りの気道管理」と本書をあわせて読んでいただきたいです．

本書において，姉妹書を読んでいただきたいとき， 姉妹書参照 と表記しました．

## 生き残ろうぜ

筆者の知人が，エアウェイ管理に関わるトラブルによる裁判の当事者となったケースが複数あります．心理的負担は当人にしかわかりませんが，皆，超慎重派となりました．

筆者は，医事紛争にまで巻き込まれていませんが，エアウェイトラブルが全くなかった，無傷であったなどととても言えません．ギリギリセーフと感じたことは何度もあります．

エアウェイトラブルは短時間で勝負がつきます．

不格好でも，泥臭くてもよいので，エアウェイトラブルを乗り越える術を読者に身に着けて欲しい，と筆者は考えます．本書において，現実的に役立つものであれば裏技も紹介します．

CHAPTER 01：本書を読み進める前に

**参考文献**

1) Khan ZH, Kashfi A, Ebrahimkhani E. A comparison of the upper lip bite test (a simple new technique) with modified Mallampati classification in predicting difficulty in endotracheal intubation: a prospective blinded study. Anesth Analg. 2003; 96: 595-9.

2) Tang X, Dong Z, Xu J, et al. Observation of the validity of the upper lip bite test in predicting difficult intubation. Sci Rep. 2023; 13: 22160.

3) Wang Z, Jin Y, Zheng Y, et al. Evaluation of preoperative difficult airway prediction methods for adult patients without obvious airway abnormalities: a systematic review and meta-analysis. BMC Anesthesiol. 2024; 24: 242.

4) De Jong A, Molinari N, Terzi N, et al. Early identification of patients at risk for difficult intubation in the intensive care unit: development and validation of the MACOCHA score in a multicenter cohort study. Am J Respir Crit Care Med. 2013; 187: 832-9.

5) De Jong A, Myatra SN, Roca O, et al. How to improve intubation in the intensive care unit. Update on knowledge and devices. Intensive Care Med. 2022, 48: 1287-98.

6) Karamchandani K, Nasa P, Jarzebowski M, et al. Tracheal intubation in critically ill adults with a physiologically difficult airway. An international Delphi study. Intensive Care Med. 2024; 50: 1563-79.

7) 眞喜志剛. 第2章 救急と蘇生 5 蘇生処置 a 気管挿管. In：志賀　隆, 総編集. 当直ハンドブック 2024. 中外医学社；2023.

# CHAPTER 02

# RSI？ modified RSI？ 自発呼吸温存？ 意識下挿管？

　同一条件患者であっても，気管挿管の手順は，おそらく施設により，あるいは手技者により大きく異なります．ローカルルールが生じやすい分野でもあります．

## 手術室において麻酔科医による予定症例に対しての通常の麻酔導入・気管挿管

　バイタルサインが落ち着いている予定手術患者に対して，麻酔科医がどのように導入（麻酔開始時の一連の作業）をするのか覗いてみましょう．

① Preoxygenation **姉妹書参照**．麻酔科医はしっかり行います．

② レミフェンタニル（鎮痛作用の発現と消失が早い，手術室で主に使用）を投与し，まもなくプロポフォール（鎮静薬）を投与．引き続き，ロクロニウム（筋弛緩薬）を投与．

③ 患者の自発呼吸消失にあわせて，用手換気を開始

④ 筋弛緩薬投与2分程度経過したところで，喉頭展開・気管挿管

⑤ 気管挿管が成功したかの確認

　予定手術であれば，一定時間の絶食がなされています．胃はからっぽです．用手換気が2分程度行われるわけですが，仮に胃に送気されても，胃内容物が逆流し誤嚥や窒息をする可能性は極めて低いです．また，筋弛緩薬を投与したことにより，呼吸を完全にアンダーコントロールとしやすく（用手換気をしやすく），その点においても胃への送気は減ります．

　このような麻酔導入方法を，rapid induction（急速導入）と呼びます．ちなみに，静脈が確保されていない患者（主に小児）に対して，吸入麻酔薬を用いた換気により時間をかけて眠らせ，静脈確保・一連の薬剤投与後，気管挿管する方法を slow induction（緩徐導入）と呼びます．

CHAPTER 02: RSI ？ modified RSI ？ 自発呼吸温存？ 意識下挿管？

# かつて手術室外において主流であった筋弛緩薬を用いない気管挿管方法

　麻酔科医が手術室で行う気管挿管は，ある意味，芸術です．スマートに気管挿管が行われ，看護師もテキパキと介助します．

　手術室外の気管挿管は悪条件です．絶食はされておらず，バイタルサインが悪く，ベッドは低く，気管挿管用具も古くて，医師は不慣れで，看護師も不慣れで…これぐらいにしておきましょう．また，ジアゼパム・ミダゾラムといった鎮静薬は配置されていても，筋弛緩薬はたとえ ICU であっても定数配置されていない施設は少なくないのではないでしょうか．手術室以外の部署への筋弛緩薬の定数配置は，管理者の立場からするとかなりリスキーです．筋弛緩薬を 1 個でも紛失すると大きく報道され，行政処分もあり得ます．院長と担当部長の処分は免れません．

- 筋弛緩薬を投与せずに喉頭展開⇒嘔吐反射が誘発され胃内容物が口腔に逆流⇒咳反射が起こり即窒息とはならない．誤嚥リスクも減少．
- 用手換気と気管挿管手技は難しい⇒気管挿管に失敗したとき，うまく換気する自信はあるのですか？⇒ありません⇒それでは筋弛緩薬によって自発呼吸を消すなんてダメです．

と発想され，手術室外の気管挿管において筋弛緩薬投与が避けられてきました．

　実は，ICU 歴が長い筆者も，10 年ほど前まで筋弛緩薬を投与しない気管挿管が主でした．自発呼吸を残せば（筋弛緩薬を投与しなければ），気管挿管をできず用手換気もできないとき，自発呼吸に助けられ，最低限であっても酸素が患者体内に取り込まれる可能性が高いと考えていたからです．筆者所属部門の筆者以外のスタッフのほぼすべてが非麻酔科医であったことも関係します．

　筋弛緩薬を使用しないものの，多くの気管挿管において，鎮痛薬（フェンタニル）や鎮静薬（プロポフォール，ミダゾラム）の投与はします．

## RSI（迅速導入気管挿管）

　RSI（rapid sequence induction）とされるときもあれば，近年，RSII（rapid sequence induction and intubation）とされることもあります．

　ER などにおける気管挿管対象患者は，絶食がなされていないケースが大半であり，胃内容物がある可能性が相当あります．フルストマックかもしれません．

鎮静薬と筋弛緩薬をほぼ同時に投与するのが，RSI です．Sequence の意味は「相次いで起こること」です．

- 気管挿管を容易にする（開口・喉頭展開が容易になる，良好な視野が得られる，喉頭痙攣が減少する，軟部組織損傷が減少する，など）
- 胃内容物の誤嚥リスクを減少させる（嘔吐反応が抑制される）

が目的です．気管挿管を「簡単にして」「合併症も減少させる」のが RSI です．

急速導入（rapid induction）と迅速導入（rapid sequence induction）の英語名は似ていますが，コンセプトが全く異なることを理解してください．

## RSI の実際

① Preoxygenation 姉妹書参照．気管挿管において preoxygenation は常に重要ですが，RSI において preoxygenation が不十分であるとき，「RSI を理解していますか？」と問われることになります．RSI は最低でも 1 分程度の無換気時間があり，preoxygenation による時間稼ぎが必須だからです．

② 前投薬．次の鎮静薬・筋弛緩薬投与の 3～5 分前に通常，フェンタニル（鎮痛薬）を投与します．以前は，「必ずしも必須ではない」とされ，眠らせること（鎮静薬投与）は重視されても，鎮痛薬投与はおろそかになりがちでした．気管挿管は，「非常に痛い」ので，バイタルサインの安定目的だけでなく倫理的な観点からも鎮痛薬投与はスタンダードとなりました．

③ 鎮静薬と筋弛緩薬をほぼ同時に投与．ほぼ同時にと書いたのは，鎮静薬⇒筋弛緩薬の順番で投与するからです．筋弛緩薬の作用が先に発揮されると，患者は「金縛り」となります．倫理的にあってはなりません．

そして，「マスク換気をしたくなるがマスク換気をしない」が RSI（の原法）です．ただし，SpO$_2$＜93～95％であれば，マスク換気を行うべきと筆者は考えます．酸素解離曲線において SpO$_2$ 93～95％は急降下が始まるゾーンです 姉妹書参照．マスク換気による酸素化の立て直しを行わず，急いで気管挿管にトライすると，失敗したとき恐ろしい SpO$_2$ 値となります．ここらへんのルールは定まっておらず，手技者・施設次第です．

鎮静薬・筋弛緩薬投与前に輪状軟骨圧迫（➡ p.29）を開始する施設もあります．RSI の原法においては必須でしたが，近年，必ずしも重視されません．

④ 薬剤投与から 1 分ほど経過した時点で，気管挿管．

⑤ 気管挿管が成功したかの確認．

CHAPTER 02： RSI ？ modified RSI ？ 自発呼吸温存？ 意識下挿管？

**用手換気をしないのが RSI の原法**です．換気により胃内に送気が入ると，胃内容物が逆流し大変な誤嚥を起こすかもしれません．窒息するかもしれません．筋弛緩薬投与によって食道と胃の接合部が緩くなることも関係します．

筋弛緩薬投与により気管挿管がイージーになる⇒その代わり一切換気をしない⇒筋弛緩薬投与から 1 分ほど（短時間）で気管挿管　という RSI コンセプトを理解してください．気管挿管に要する時間も加わるので，無換気時間は 2 分程度になります．気管挿管にやや手間取ると 3 分程度かかるかもしれません．その無換気時間を乗り越えるために preoxygenation が重視されます．

## ロクロニウムの作用発現時間

多くの施設において，ロクロニウムを筋弛緩薬として使用するのではないでしょうか **表1**．剤型として 50mg/5mL と 25mg/2.5mL がありますが，前者の採用が多く，以後，1 A（アンプル）＝50mg/5mL を前提とします．ER や ICU における気管挿管への筋弛緩薬使用時，ロクロニウムの追加投与は通常ありません．筋弛緩薬を余らせたくないので，筆者は 1A 投与，2A 投与といった具合に使い切り投与を目指します．

RSI において筋弛緩薬投与 1 分後に，気管挿管スタートと多くの成書に記載されます．通常の体格の成人に対してのロクロニウム 1A 投与・1 分後であれば，喉頭展開刺激によりかなり体動があります．1 分で気管挿管したいのであれば 2A 投与が必要です．実際，COVID-19 禍ピーク時，COVID-19 感染患者への気管挿管において咳嗽反射は絶対避けるべきとされたので，筆者は 2A 投与をルーチンとしました．

Modified RSI（後述）を用い 1.5 分程度待てるのであれば，1A 投与でよいです．筆者の現在のスタイルです．

**表1** ロクロニウム用量による作用発現の違い

| 気管挿管用量 | 0.6mg/kg | 0.9mg/kg |
|---|---|---|
| 作用発現時間（秒） | 84.8±28.5（n＝71） | 77.8±31.0（n＝64） |
| 挿管完了時間（秒） | 166.7±94.4（n＝71） | 151.6±76.4（n＝63） |
| 作用持続時間（分） | 54.2±33.3（n＝42） | 82.1±29.6（n＝36） |

（文献 1 より引用）

# 筋弛緩薬を投与しない気管挿管は非常に難しい

　　心肺停止患者への気管挿管であれば，通常，鎮静薬・鎮痛薬・筋弛緩薬の投与は不要です．心肺停止直後であれば，全身脱力状態であり薬剤投与がなくても気管挿管はイージーです．

　　しかし，心肺停止患者でない限り全身状態が悪くても，筋弛緩薬なし気管挿管は，"無茶苦茶"難しいです．患者は喉の奥に喉頭鏡を入れられ，喉頭展開されるのです．たとえ意識がない患者であっても，全力で抵抗します．咽頭付近の筋硬直が起こり，喉頭展開はそれほどうまくいきません．難しいだけではありません．手技者がかなり力を入れて声門にチューブを通過させる結果，声門組織などの損傷を合併しやすいです．気管挿管の成功とほぼ同時にバイトブロックを挿入しないと激しく気管チューブを噛まれやすいです．不慣れな医療者はそこまで気が回りません．

　　結局，筋弛緩薬を用いない気管挿管は非常に難しいため，筋弛緩薬投与が重視されるようになりました．RSI の失敗率は 1/10,000 といわれることも後押しとなりました．筋弛緩薬投与によって気管挿管は非常に簡単となることを示しています．ただし，全体で 1/10,000 という数字だから自分の確率が 1/10,000 であるかは別問題です．スキルがないのであれば 1/100 であるかもしれません．

　　RSI を行うにあたって，「バックアッププランがあるのか」必ず考えなければなりません．「普通の体格なので外科的気道確保ができそう」「場合によってはi-gel 姉妹書参照 を挿入しよう」「筋弛緩薬をリバースしよう」等々頭の片隅に置くことが重要です．

　　そして，マスク換気さえできれば，気管挿管に失敗してもなんとかなります．時間を稼げます．読者には，ふりきり法の準備をしていただきたいです 姉妹書参照 ．

# RSI が重視される前，2010 年頃の気管挿管方法

　　日本の有名 10 病院の ER において 11 カ月間に収集された気管挿管方法のレジストリー報告[2]（2010 年 4 月～2011 年 2 月データ収集）があります 表2 ．RSI（20.4%）と，鎮静薬あり・筋弛緩薬なし（18.0%）が拮抗しています．鎮静薬なし・筋弛緩薬なし・経口挿管が，57.7%（857 例）も占めています．ただし，一般的な心肺停止 502 例・窒息 33 例・外傷による心停止 110 例や薬

CHAPTER 02： RSI ？ modified RSI ？ 自発呼吸温存 ？ 意識下挿管 ？

物中毒を相当含み，それに該当したと考えられます．

　鎮静薬なし・筋弛緩薬あり（意識が良好な患者に行うと著しく倫理に反します）が 2.9％ありますが，薬物中毒・外傷・心肺停止症例であったのだろうと推測します．

　病院別のデータも示されました　表3．

　病院ごとに，RSI 重視（例： 病院番号 3）もあれば，RSI 非重視（例： 病院番号 1）もあります．気管挿管ポリシーが病院ごとに全く異なっていたことを示し

**表2**　日本の ER における気管挿管方法の違い

| 初回の方法 | 症例数 |
|---|---|
| RSI（鎮静薬あり・筋弛緩薬あり） | 303 （20.4％） |
| 鎮静薬あり・筋弛緩薬なし | 267 （18.0％） |
| 鎮静薬なし・筋弛緩薬あり | 43 （2.9％） |
| 鎮静薬なし・筋弛緩薬なし・経口挿管 | 857 （57.7％） |
| 外科的輪状甲状間膜切開 | 7 （0.5％） |
| 経鼻気管挿管 | 9 （0.6％） |
| 計 | 1,486 |

2010 年 4 月～2011 年 2 月に収集されたデータ
（文献 2 より引用）

**表3**　日本の病院別 ER における気管挿管方法の違いと成功率

| 病院番号 | 症例数 | 初回気管挿管方法 | | | | 成功率 | | 有害事象 |
|---|---|---|---|---|---|---|---|---|
| | | RSI ： ≧50％ | 鎮静薬あり・筋弛緩薬なし | 鎮静薬なし・筋弛緩薬なし・経口挿管 | 鎮静薬なし・筋弛緩薬あり | 1 回目での成功 | 3 回以内の成功 | |
| 1 | 194 | 2 （1.0％） | 126 （65.0％） | 61 （31.4％） | 0 （0％） | ③ 134 （69.1％） | 188 （97.0％） | 24 （12.4％） |
| 2 | 157 | 99 （63.1％） | 14 （8.9％） | 19 （12.1％） | 24 （15.3％） | ④ 105 （66.9％） | 151 （96.2％） | 22 （14.0％） |
| 3 | 116 | 92 （79.3％） | 4 （3.5％） | 20 （17.2％） | 0 （0％） | ① 96 （82.8％） | 115 （99.1％） | 18 （15.5％） |
| 4 | 108 | 33 （30.6％） | 32 （29.6％） | 39 （36.1％） | 2 （1.9％） | 72 （66.7％） | 102 （94.4％） | 15 （13.9％） |
| 5 | 106 | 1 （1.0％） | 31 （29.2％） | 71 （67.0％） | 0 （0％） | 66 （62.3％） | 106 （100％） | 21 （19.8％） |
| 6 | 80 | 42 （52.5％） | 12 （15.0％） | 12 （15.0％） | 14 （17.5％） | ② 57 （71.3％） | 80 （100％） | 7 （8.6％） |
| 7 | 43 | 4 （9.3％） | 20 （46.5％） | 19 （44.2％） | 0 （0％） | 17 （39.5％） | 32 （74.4％） | 15 （34.9％） |
| 8 | 39 | 23 （59.0％） | 10 （25.6％） | 5 （12.8％） | 1 （2.6％） | 26 （66.7％） | 39 （100％） | 5 （12.8％） |
| 9 | 17 | 0 （0％） | 15 （88.2％） | 2 （11.8％） | 0 （0％） | 8 （47.1％） | 16 （94.1％） | 3 （17.7％） |
| 10 | 14 | 7 （50％） | 3 （21.4％） | 3 （21.4％） | 0 （0％） | 7 （50％） | 13 （92.9％） | 0 （0％） |

2010 年 4 月～2011 年 2 月に収集されたデータ. 一部改変.「1 回目での成功」における丸数字は成功率の順位.
（文献 2 より引用）

**表4** 日本のERにおける初回の気管挿管方法による成功数と成功率

| 初回の方法 | 初回成功数と成功率（%） | 3回以内の成功数と成功率（%） |
|---|---|---|
| RSI（鎮静薬あり・筋弛緩薬あり） | 235（77.6%） | 298（98.3%） |
| 鎮静薬あり・筋弛緩薬なし | 162（60.7%） | 255（95.5%） |
| 鎮静薬なし・筋弛緩薬あり | 27（62.8%） | 41（95.3%） |
| 鎮静薬なし・筋弛緩薬なし・経口挿管 | 617（72.0%） | 833（97.2%） |
| 外科的輪状甲状間膜切開 | 7（100%） | 7（100%） |
| 経鼻気管挿管 | 4（44.4%） | 9（100%） |
| 計 | 1,052（70.8%） | 1,443（97.1%） |

2010年4月～2011年2月に収集されたデータ
（文献2より引用）

ます.

　近年気管挿管を扱った試験の評価項目として, 初回気管挿管成功率（first attempt success）が重視されます. 最初の気管挿管を行う医療者（救急医・一般診療科医師・研修医など）の選定方針が病院ごとに異なるので単純比較は難しいですが, RSI重視の病院番号3において初回気管挿管成功率が高い傾向にありました **表3**.

　全体の集計においても, RSI群は, 鎮静薬あり・筋弛緩薬なし群より, 初回気管挿管成功率は高かったです **表4**.

# その後RSIは急増した

　先のレジストリー試験と後継レジストリーをあわせ, 2010年から2016年にかけての気管挿管方法の推移を示した報告があります[3] **表5**.

　RSIが28%（2010年）から53%（2016年）と激増しているのに対して, 鎮静薬あり・筋弛緩薬なしは35%（2010年）から18%（2016年）と半減しています. 鎮静薬なし・筋弛緩薬なしは, 心肺停止症例・薬物中毒などを主対象とすることを考えると, 一般的な重症患者の多くに対してRSIが行われ, 一部の患者に鎮静薬のみを用いた気管挿管が行われようになったといえます.

# Modified RSI（修正RSI）

　筋弛緩薬の投与前, 投与後を問わず, マスク換気を行わないのがRSIの要諦

CHAPTER 02：RSI ？ modified RSI ？ 自発呼吸温存 ？ 意識下挿管 ？

**表5** 2010〜2016年の日本のER部門における気管挿管方法

| | 全体 | 2010 | 2011 | 2012 | 2013 | 2014 | 2015 | 2016 | $P_{trend}$ |
|---|---|---|---|---|---|---|---|---|---|
| RSI | 2,622(41%) | 225(28%) | 376(29%) | 436(42%) | 451(46%) | 415(45%) | 448(49%) | 271(53%) | 0.03 |
| 鎮静薬あり・筋弛緩薬なし・経口挿管 | 1,633(25%) | 278(35%) | 457(36%) | 258(25%) | 186(19%) | 191(21%) | 172(19%) | 91(18%) | <0.001 |
| 鎮静薬なし・筋弛緩薬なし・経口挿管 | 1,711(27%) | 248(31%) | 368(29%) | 272(26%) | 274(28%) | 250(27%) | 240(26%) | 119(23%) | 0.03 |
| 輪状甲状間膜切開 | 11(0.2%) | 1(0.1%) | 2(0.2%) | 2(0.2%) | 1(0.1%) | 1(0.1%) | 3(0.3%) | 1(0.2%) | 0.79 |
| その他 | 412(6%) | 51(6%) | 80(6%) | 60(6%) | 78(8%) | 73(8%) | 45(5%) | 25(5%) | 0.86 |

2010年4月〜2016年5月に収集されたデータ
（文献3より引用）

です.

　しかし，鎮静薬・筋弛緩薬を投与したにもかかわらず，1分間換気をせず待つのはかなりストレスです．気管挿管が順調であっても，気管挿管終了まで2分前後無換気となります．また，呼吸状態に問題がある重症患者であれば，1分など持ちこたえられないのは明白です．先に，RSI中においても，「$SpO_2 \leqq 93$〜$95\%$であればマスク換気」とする筆者の考えを説明しました．余力がないのが明白であれば，$SpO_2$が低下する前にあらかじめマスク換気をするほうが合理的かもしれません．胃へ送気されないように，「優しく」「最小限の回数で」マスク換気をするといった対応もあり得ます.

　多くのERやICUにおいて，「ウチはRSIでやっています」といいながら，マスク換気を伴うRSIが多いのではないでしょうか．筆者施設も同様です．Modified RSI（修正RSI）と呼びます．麻酔科医を対象としたアンケート調査[4]（2012年）において41%の麻酔科医は筋弛緩薬投与前にマスク換気を通常行い，35%は筋弛緩薬投与後もマスク換気を行っていました.

　重症患者へのRSIにおいて，無換気による誤嚥リスクの低減を重視するリスク管理 vs 換気による酸素化の維持を重視するリスク管理の2つの立場があるといえます.

　2019年，NEJM誌に，ICUの重症患者の気管挿管においてBVM換気群と換気なし群を比較した試験が掲載されました[5]（論文中にRSIワードは使用されませんでした）**表6**．主要評価項目は，薬剤投入〜気管挿管終了2分後の最低$SpO_2$でした．換気なし群において$SpO_2<90\%$といった「よくある低$SpO_2$」だけではなく，$SpO_2<80\%$・$SpO_2<70\%$といった危機的な低$SpO_2$が統計的有意差をもって多かったです．論文内のそれぞれの群の最低$SpO_2$をプロットしたグラフにおいて，BVM換気群の最低$SpO_2$は55%程度であったのに対し，換気

**表6** 重症患者の気管挿管時の BVM 換気の有無による酸素化の違い

| | BVM 換気群<br>(N=199) | BVM 換気なし群<br>(N=202) | RR<br>(95%CI) |
|---|---|---|---|
| 最低 SpO$_2$ の中央値（IQR） | 96%（87〜99%） | 93%（81〜99%） | 3.9（1.4〜6.5） |
| 最低 SpO$_2$<80% の割合 | 21/193（10.9%） | 45/197（22.8%） | 0.48（0.30〜0.77） |
| 最低 SpO$_2$<90% の割合 | 57/193（29.5%） | 79/197（40.1%） | 0.74（0.56〜0.97） |
| 最低 SpO$_2$<70% の割合 | 8/193（4.1%） | 20/197（10.2%） | 0.41（0.18〜0.90） |
| 報告された誤嚥数 | 5（2.5%） | 8（4.0%） | 0.63（0.21〜1.91） |
| 人工呼吸器離脱日数（IQR） | 19（0〜25） | 18（0〜25） | 0.6（-1.7〜2.9） |
| 院内死亡 | 71（35.7%） | 72（35.6%） | 1.00（0.77〜1.30） |

IQR: interquartile range, 四分位範囲
（文献 5 より引用）

なし群はそれ以下に 10 人程度がプロットされ，最低 SpO$_2$ は 33%程度でした．

今や手術室外の RSI は，誤嚥リスクが高くなければ modified RSI とすべき時代となったのではないでしょうか．

# 重症患者に対しての RSI 診療ガイドライン

従来，エアウェイや気管挿管をテーマとした試験は，麻酔科医により手術室患者を対象として行われるのが通常でした．しかし，ビデオ喉頭鏡の普及により手術室において DAM が話題となることは極めて減りました．

手術室外の患者を対象とした非麻酔科医による DAM の検討・対策が必要ではないでしょうか．

2023 年，アメリカ集中治療医学会（アメリカの集中治療医は呼吸器内科出身医師が多いとされます）が，重症成人患者への RSI 診療ガイドライン[6] を出しました **表7**．

推奨の強さは，推奨する（recommend）＞提案する（suggest）＞アドバイスする（advise）です．

本書と姉妹書において，体位や preoxygenation の重要性を説明しましたが，本ガイドラインにおいても強調されています．

### 9 筋弛緩薬の使用

「推奨する」は，「9 筋弛緩薬の使用」のみでした．「気管挿管に鎮静薬を使用するとき，筋弛緩薬の投与を推奨する」と表現されていますが，解説文は，RSI

CHAPTER 02： RSI ？ modified RSI ？ 自発呼吸温存？ 意識下挿管？

**表7 重症成人患者のための RSI 診療ガイドライン**

| 1 体位 | RSI 中，semi-Fowler 体位を提案する |
| 2 Preoxygenation | 喉頭鏡による気管挿管が難しいと思われるとき，ハイフローセラピーによる preoxygenation を提案する<br>重症低酸素血症（PaO$_2$/F$_i$O$_2$＜150）の患者に NPPV による preoxygenation を提案する |
| 3 薬剤補助下 preoxygenation | 興奮・せん妄や攻撃的な態度のため，フェイスマスク・NPPV・ハイフローセラピーへの忍容性が低い患者への preoxygenation を改善するために，薬剤投与下での preoxygenation を提案する |
| 4 経鼻胃管チューブによる減圧 | 胃内容物の逆流のリスクが高い RSI が行われる患者において，経鼻胃管チューブによる減圧の利益がリスクを上回るのであれば，経鼻胃管チューブによる減圧をアドバイスする |
| 5 気管挿管前後の昇圧薬の使用 | 血圧が低い重症 RSI 患者に対して気管挿管前後の昇圧薬や輸液の投与は，低血圧遷延や心停止の発生率に研究により違いがあるため，推奨をするには十分なエビデンスがない |
| 6 導入薬剤 | 気管挿管に筋弛緩薬を使うとき，鎮静薬の投与がアドバイスされる |
| 9 筋弛緩薬の使用 | 気管挿管に鎮静薬を使用するとき，筋弛緩薬の投与を推奨する |
| 10 筋弛緩薬の選択 | サクシニルコリンへの禁忌がなければ，RSI においてロクロニウムとサクシニルコリンのどちらかの投与を提案する |

推奨の強さ・エビデンスレベルは省略．日本で販売されていないエトミデートに関連する推奨 7・8 も省略．
Preoxygenation については **姉妹書参照**.
（文献 6 より引用）

の強いすすめでした．RSI によって初回気管挿管成功率が上昇することや嘔吐イベントの減少などを示す多くの文献が紹介されています．

### 3 薬剤補助下 preoxygenation

　Preoxygenation が重視される RSI ですが，外傷患者などにおいて協力を得られず preoxygenation が不十分な症例が少なからずありました．地獄への道です．そこでケタミンなどを用いて鎮静状態とした後，NPPV などによりしっかり preoxygenation をし，以後，RSI と同じ手順で筋弛緩薬を投与し1分程度後に気管挿管する DSI（delayed sequence intubation）が近年重視されつつあります[7, 8]．

　読者には，形式的な preoxygenation ではなく，preoxygenation による高 SpO$_2$ を徹底的に追及しなければならないことをおさえていただきたいです．

> **重要** NPPV による preoxygenation には注意点があります．NPPV に
> よって良好な $SpO_2$ が得られたら，いよいよ鎮静薬や筋弛緩薬を投与し気管
> 挿管に進みます．しかし，筋弛緩薬投与後まもなく，急激に $SpO_2$ が低下す
> るケースがあります．
>
> 　通常，NPPV は S/T モードが選択されるので preoxygenation 時も選択
> されがちです．S/T の S（spontaneous）は PSV（自発呼吸のサポート），
> T（timed）は PCV（強制換気）であり，筋弛緩薬によって自発呼吸を止め
> ても T モードで換気は続きます．しかし，自発呼吸時の S/T 設定のままで
> は圧設定が「甘すぎ（低すぎ）」，T モードの換気回数も「少なすぎます」．
> 筋弛緩薬投与によって換気圧不足・PEEP 不足・換気量不足に陥り急激に
> $SpO_2$ が低下することがあります．重症症例に対する NPPV による
> preoxygenation 時，はじめから PCV モードを選択し，PEEP や換気圧を
> 高めに設定します．

### 4 経鼻胃管チューブによる減圧

　フルストマックであるとき，胃管チューブによる胃内容物の除去は考慮される
べきでしょう．一方，胃管チューブ留置自体が，鼻出血・咽頭反射・嘔吐・気管
への誤挿入・食道破裂などの合併症があります[6]．また，胃管チューブを挿入し
たからといって，胃内容物を吸引できる保証はありません．筆者が経鼻胃管
チューブによる減圧をするなら，吸引後，気管挿管前に経鼻胃管チューブを一旦
抜去します．胃管チューブは食道胃吻合部を緩めるからです．

　また，解説文において患者を右側臥位としエコーを用いた胃内容物量の評価が
紹介されました．

　気管挿管を要する多くの患者は，数時間以内に腹部 CT 撮影を行われていな
いでしょうか．筆者は，CT 所見における胃内容物の量も参考にします．

### 5 気管挿管前後の昇圧薬の使用

　輸液や昇圧薬の予防的な投与には「十分なエビデンスがない」とされました．
何事も，予測行動が大切です．バイタルサインが不安定な患者に対して，輸液負
荷や昇圧薬を予防的に上手に使用してもよいと筆者は考えています．

# 意識下挿管

　意識がある患者に対して，鎮静薬・筋弛緩薬を使用せず気管挿管する方法を意

識下挿管と呼びます．

　意識があることにより上気道の開通が維持され，誤嚥に対し気道防御反射が保たれます．咽頭に表面麻酔をしますが，表面麻酔によって有益な気道反射は失われないとされます．

## 意識下挿管の適応

- 高度の気道確保困難が予測される
- マスク換気の困難が予測される
- 自発呼吸を維持したい
- 胃内容物が多く誤嚥の危険性が極めて高い

　例えば，声門部や咽頭部の腫瘍が成長し，気道閉塞寸前で ER へ搬送される患者がいます．「なんでもっと早く受診しなかったの？」と思いますが，対応せざるを得ません．意識があることで頸部組織のテンションが保たれ，かろうじてエアウェイが開通しています．鎮静薬や筋弛緩薬を入れるとテンションが保たれず，完全窒息状態となります．マスク換気もできず…となります．このようなケースに，気道管理に不慣れな医師が対応し気管挿管をするのは不可能であると筆者は考えます．気道の達人の助けを求めるか，外科的気道確保にチャレンジせざるを得ないでしょう．

　率直にいって，全身状態が悪い超高齢者といったケースであれば，意識下挿管はそれほど難しくありません．

　一方，本来基礎体力がある患者の意識下挿管は全く容易ではありません．そのような患者に対して，鎮静薬や鎮痛薬，あるいはその両方を少量投与して気管挿管する方法があり，semi-awake intubation と呼ばれることがあります．特に，患者の協力が得られないとき鎮静薬を投与せざるを得ませんが，少量投与であっても，一気に呼吸状態が悪化することがあります．鎮静薬を使用したとき，少量であったからといって気道反射が保たれるかも疑問です．

　「一般医療者による」「基礎体力がある患者への」「意識下挿管」への有効な答えを筆者はもっていません．

　「初心者のための意識下挿管マニュアル[9)]」が web にて配布されており，経鼻ファイバースコープ挿管が重視されています．意外に簡単であり（➡ p.180）．患者自身も経口挿管より楽な点において，筆者もアグリーです．ただし，普段から気管支ファイバースコープの使用経験がなければ難しいのでは？と思います．

# 気管挿管における薬剤選択

薬剤をどのように使いわけるかは，時として難しいです．医療者により投与量もかなり異なります．

外傷初期診療ガイドライン（JATEC: Japan Advanced Trauma Evaluation and Care）テキスト[10]に，薬剤選択や投与量が整理されておりわかりやすいです **表8**．気道・呼吸・循環・意識の障害別に薬剤が区別された点においてユニークであり，外傷患者に限定せず使用できます．

筆者の使用経験は少ないのですが，他施設から異動してきた若手医療者から，「以前の施設では，重症患者の気管挿管にケタミンを使用しました．気管挿管しても血圧が下がることがなく楽でした」といった感想を聞く機会が増えました．ケタミンは呼吸抑制がなく気道反射の低下もほぼないとされます．鎮痛・鎮静の両方の作用があります．以前は，頭蓋内圧亢進作用が強調されましたが，近年，適切な換気がなされれば頭蓋内圧亢進はないとされます．投与量が1mg/kgであるので覚えやすいです．麻薬扱いであるのが最大の難点です．筆者も重症患者のRSIあるいはDSI薬として，ケタミンが良いのではと考え，トライしつつあるところです．ケタミンによる鎮静状態時，開眼や眼振がみられる点において，他鎮静薬と異なることに注意が必要です．要は，鎮静状態であっても覚醒しているようにみえます．そこで，ケタミン＋プロポフォール（俗語ケトフォール），ミダゾラム＋ケタミン（俗語ミダケタ）といった併用も一般的です．

# 気管挿管の準備

最後に，気管挿管など気道管理の準備について整理しましょう．

標語として SOAP MD が有名です **表9**．

## S: suction（吸引）

ヤンカーサクションチューブ **図1** は手術室において存在感がありますが，ER・ICU などに配備されていない病院は多いのではないでしょうか．吸引において太さは命です．また，通常の吸引管は「腰がない」ため，先端のコントロールが難しいです．

筆者は大量嘔吐・口腔への大量出血といった緊急事態においてヤンカーがないとき，吸引チューブ断端をそのまま口腔内に挿入することがあります **図2**．ヤンカー以上に実力があります．もちろん，断端が口腔を傷つけないように丁寧に

CHAPTER 02： RSI ？ modified RSI ？ 自発呼吸温存？ 意識下挿管？

です.

### 表8　気管挿管における薬剤選択の例

| 病態 | | 鎮静薬 | 鎮痛薬 | 筋弛緩薬 |
|---|---|---|---|---|
| 気道緊急（無反応，無呼吸あるいは瀕死の呼吸状態，心停止） | | 使用しない | 使用しない | 使用しない<br>顎が十分に柔らかくない，あるいは開口が不十分な場合はロクロニウム 0.9〜1.2mg/kg またはスキサメトニウム 1〜2mg/kg |
| A の異常 | 気道閉塞（顔面・頸部外傷に伴う気道閉塞で挿管困難が予想される場合） | 使用しない | フェンタニル 0.5〜1μg/kg 適宜少量ずつ | 使用しない |
| B の異常 | 酸素化不十分・低換気 | プロポフォール 0.5mg/kg/10 秒の速度で 2.0〜2.5mg/kg またはミダゾラム 0.2〜0.3mg/kg（効果発現まで少量ずつ投与） | フェンタニル 1〜2μg/kg 適宜 | ロクロニウム 0.9〜1.2mg/kg またはスキサメトニウム 1.5mg/kg |
| C の異常 | ショック　SBP<80mmHg | 使用しない | フェンタニル 0.5〜1μg/kg 適宜 | ロクロニウム 0.9〜1.2mg/kg またはスキサメトニウム 1.5mg/kg |
| | ショック　SBP 80〜100mmHg | ケタミン 1mg/kg またはミダゾラム 0.1〜0.3mg/kg | フェンタニル 1〜2μg/kg | |
| D の異常 | 頭部外傷，GCS 合計点 4〜8　ショックなし | 適宜リドカイン 1.5mg/kg 投与後に，プロポフォール 0.5mg/kg/10 秒の速度で，2.0〜2.5mg/kg またはミダゾラム 0.2〜0.3mg/kg（効果発現まで少量ずつ投与） | フェンタニル 1〜2μg/kg | ロクロニウム 0.9〜1.2mg/kg またはスキサメトニウム 1.5mg/kg |

A： airway 気道，B： breathing 呼吸，C： circulation 循環，
D： dysfunction of CNS 中枢神経の機能障害
SBP： systolic blood pressure（収縮期血圧），SBP や薬剤量は目安
ロクロニウムによる筋弛緩状態からの回復には，スガマデクス 1 回 16mg/kg をボーラス注射する.
D の異常は，外傷性脳損傷など頭蓋内圧亢進を想定しており，頭蓋内圧亢進が想定されていないならリドカインを使う必要はない.
（文献 10 より改変）

### 表9 SOAP MD 気道管理の準備

S: suction 吸引
- ヤンカーサクションチューブ，口腔内大量出血においては2系統の吸引準備

O: oxygen 酸素投与
- ハイフローセラピー
- フロート式酸素流量計による大量酸素投与
- BVM: PEEP 弁を装着

A: airway 気道
- 経鼻エアウェイ・経口エアウェイ
- 気管チューブ: 予測されるサイズと1つ下のサイズ・カフの破れがないかチェック
  ・スタイレットのセット
- ビデオ喉頭鏡: 動作するかをチェック
- 気道レスキュー器具: i-gel・輪状甲状間膜穿刺キット・メス・曲がりペアン
  ・径6.0mm程度の細い気管チューブなど

P: position 体位
- Sniffing position, Ramp, BUHE（bed up head elevated）

M: monitoring and medications モニターと薬剤
- 心電図・SpO$_2$ モニター音オン・カプノグラム（ETCO$_2$ モニター）
- 気管挿管に用いる各種薬剤

D: denture 入れ歯・動揺歯のチェック

(文献11を参考)

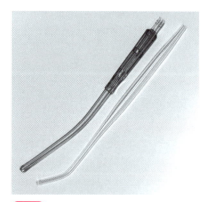

**図1** ヤンカーサクションチューブ
左: メドライン製品，右: カーディナルヘルス製品
各社先端形状・径にバリエーションがあるので径が大きく孔数が少ない製品を準備したい

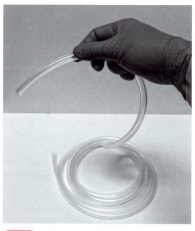

**図2** 吸引チューブ先端を使わざるを得ないケースがある

CHAPTER 02: RSI ？ modified RSI ？ 自発呼吸温存？ 意識下挿管？

## M: monitoring and medications

　気管挿管の成功の確認にカプノグラム（ETCO$_2$モニター）は最重要ですが，時に準備を忘れがちです．カプノグラムを気管挿管の成功の判定だけでなく，マスク換気の指標としても利用したいです **姉妹書参照**．

**参考文献**

1) MSD．エスラックス静注25mg/2.5 m L，エスラックス静注，50mg/5 m L添付文書．2024年3月改訂（第2版）．
2) Hasegawa K, Hagiwara Y, Chiba T, et al. Emergency airway management in Japan: interim analysis of a multi-center prospective observational study. Resuscitation. 2012; 83: 428-33.
3) Goto Y, Goto T, Hagiwara Y, et al. Techniques and outcomes of emergency airway management in Japan: an analysis of two multicentre prospective observational studies, 2010-2016. Resuscitation. 2017; 114: 14-20.
4) Ehrenfeld JM, Cassedy EA, Forbes VE, et al. Modified rapid sequence induction and intubation: a survey of United States current practice. Anesth Analg. 2012; 115: 95-101.
5) Casey JD, Janz DR, Russell DW, et al. Bag-mask ventilation during tracheal intubation of critically ill adults. N Engl J Med. 2019; 380: 811-21.
6) Acquisto NM, Mosier JM, Bittner EA, et al. Society of Critical Care Medicine clinical practice guidelines for rapid sequence intubation in the critically ill adult patient. Crit Care Med. 2023; 51: 1411-30.
7) Weingart SD, Trueger NS, Wong N, et al. Delayed sequence intubation: a prospective observational study. Ann Emerg Med. 2015; 65: 349-55.
8) Bandyopadhyay A, Kumar P, Jafra A, et al. Peri-intubation hypoxia after delayed versus rapid sequence intubation in critically injured patients on arrival to trauma triage: a randomized controlled trial. Anesth Analg. 2023; 136: 913-9.
9) 車　武丸．初心者のための意識下挿管 2021年版．日本呼吸器学会教育講演．2021年7月3日．http://jsrcm43.umin.jp/pdf/kyoiku_kouen_6.pdf（最終閲覧2024年2月7日）
10) 日本外傷学会外傷初期診療ガイドライン改訂第6版編集委員会．外傷初期診療ガイドライン JATEC．へるす出版；2021．
11) 集中治療医療安全協議会．FCCS プロバイダーマニュアル．コンパス出版局；2023．

# 輪状軟骨圧迫と BURP は違う

輪状軟骨圧迫と BURP は似て非なるものです．両者はしばしば混同されますが，目的も行うことも全く違います．気管挿管手技において，これらの違いを理解して使いこなせなければなりません．

## 輪状軟骨の解剖学的特徴

喉頭を構成する軟骨は，上から，甲状軟骨（いわゆる喉ぼとけ）・輪状軟骨，以後，気管軟骨がいくつも続きます 図1a．よくみかけるシェーマです．

後方に回り込んでみましょう 図1b．輪状軟骨だけ，後方にも骨があります．輪状軟骨はまさに輪状であり，甲状軟骨・気管軟骨は馬蹄形状（U字型）であることがわかります．

甲状軟骨・気管軟骨の後方は膜様部と呼ばれ気管筋（平滑筋）や靱帯で構成されます 図2．軟部組織であり，骨である軟骨より脆弱です．

また，輪状軟骨や気管軟骨の真下に食道があります 図2．

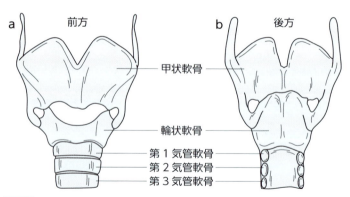

図1 甲状軟骨・輪状軟骨・気管軟骨

CHAPTER 03：輪状軟骨圧迫と BURP は違う

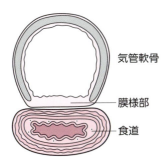

図2　気管軟骨と食道の位置関係

# 輪状軟骨圧迫（cricoid pressure）

　1961 年に Selick が報告したので Selick 法とも呼ばれます．

　胃が内容物で満たされている（フルストマック）患者に，心肺蘇生・胸骨圧迫が必要となったら？　胃内容物が逆流し誤嚥するかもしれません．マスク換気・気管挿管が必要となったら？　マスク換気による送気が，上部消化管を膨満させ，やはり誤嚥を助長するかもしれません．

　輪状軟骨や気管軟骨の真下に食道があります 図2．胃内容物が食道を逆流することによる誤嚥を防ぐために，「喉を押さえよう」と発想されます．

　仮に，甲状軟骨や気管軟骨を圧迫しても，食道を圧迫するのは軟部組織であるので効果を期待できません．輪状軟骨は全周性の軟骨です．輪状軟骨を指で圧迫すると，輪状軟骨（後壁）と頸椎骨（第 5 頸椎）で食道を挟みます 図3．食道は骨の間に挟まれるので食道が閉鎖される効果が強いと考えられました．

　フルストマック患者のみならず，妊婦や腸閉塞患者も対象となります．

# 輪状軟骨圧迫の実際

　人手不足であれば，気管挿管助手が輪状軟骨圧迫係をしますが，かなりハードで集中力を必要とするジョブです．第 2 助手（医師である必要はなし）が，患者の脇下に立ち輪状軟骨圧迫業務に専念したいです．

### 圧迫部位と方向と力

　甲状軟骨は容易に触れるので，それの下方，1 つめの軟骨が輪状軟骨です．輪状軟骨と第 5 頸椎の間に食道を挟むことにより逆流防止を狙うので 図3，真下に圧迫しなければ意味がありません．当然，パワーがある親指と第 2 指を使

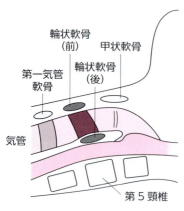
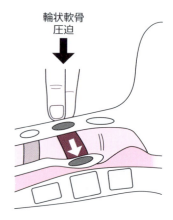

**図3** 輪状軟骨圧迫

います．

　意識があるとき押さえる力は10N（ニュートン），薬剤による意識消失後は30Nといわれます[1]．ニュートンって？ ですが，30N＝約3kgです．体重計を用いて試してみましょう．かなり力を込めなければなりません．

### 輪状軟骨圧迫のスタート

　フルストマック患者の誤嚥を阻止するための手技です **図4**．誤嚥が起こりやすい状況となる前に始めなければなりません．RSI（→ p.13）に輪状軟骨圧迫を併用するのであれば，プロポフォールなどの鎮静薬の投与前に10Nで圧迫を開始し，鎮静薬の投与とほぼ同時に30Nで圧迫します．鎮静薬・麻薬・筋弛緩薬により，下部食道括約筋が「緩む」からです．

### 輪状軟骨圧迫の終わり

　誤嚥を防ぐための輪状軟骨圧迫です．気管挿管が成功した時点で終わりではありません．**気管チューブカフを膨らませた時点**で，輪状軟骨圧迫解除がようやく許されます．順調なRSIであれば，2～3分で済むはずです．

　気管挿管手技に難渋したとしても，輪状軟骨圧迫係の判断で輪状軟骨圧迫を解除してはなりません．気管挿管手技者（もしくはDAM対応リーダー）が，「輪状軟骨圧迫を

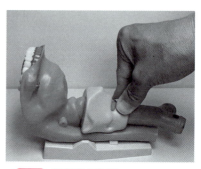

**図4** 輪状軟骨圧迫

CHAPTER 03：輪状軟骨圧迫と BURP は違う

やめて」と宣言して，初めて中断できます．

　ただし，後にも述べますが，輪状軟骨圧迫によって気管挿管は相当難しくなります．

## 輪状軟骨圧迫は効果があるのか？

　Selick 法が 1961 年に報告されてから，長年にわたって意義があるのか，ないのか論争となってきました．2017 年にも Cricoid pressure controversies（論争）というタイトルの総説[2] が出されています．

　以下のように，輪状軟骨圧迫に批判的な意見がありました．

- 輪状軟骨圧迫をしたにもかかわらず誤嚥が発生した報告が少なくない．
- CT 所見において，49%の患者の食道は輪状軟骨直下になく，中心線は 3.3±1.3 mm（平均±SD）ずれていたとする報告があります[3]．さらに，同研究者により MRI を用い健康なボランティアを対象とした試験が報告されました[4]．輪状軟骨圧迫がない状態で 52.6%において食道は側方に位置し，輪状軟骨圧迫をすると 90.5%（左に 69.4%，右に 21.1%）が側方に移動するとするとされました．これでは，誤嚥を阻止できません．同様に MRI を用い輪状軟骨圧迫の効果を評価した試験[5] において，62.5%の食道閉鎖は不完全であったが，そのすべてが，輪状軟骨に対して食道が側方にありました．食道閉鎖を得られた症例はすべてにおいて輪状軟骨直下に食道がありました．輪状軟骨圧迫の効果を得るために輪状軟骨直下に食道が位置することが重要であるが，少数派であることになります．
- 輪状軟骨圧迫により気道閉塞が発生することがある．
- 輪状軟骨圧迫により気管挿管手技の視野が悪くなり気管挿管が難しくなる，もしくは，挿管までの時間が長くなる．

　これらの不利な点だけを紹介すると，輪状軟骨圧迫など不要に思えますが，あくまで輪状軟骨圧迫への否定的な意見のパートの紹介です．総説において，肯定的な過去論文の紹介も多数ありました．

　2019 年に発表された 3,472 人を対象とした大型 RCT[6] において，輪状軟骨圧迫による誤嚥防止効果は全くみられませんでした．さらに，気管挿管に要した時間の中央値が，輪状軟骨圧迫群 27 秒 vs 対照群 23 秒（$P<0.001$），気管挿管に 30 秒以上要した患者数が輪状軟骨圧迫群 792/1,735 vs 対照群 677/1,736

（P＜0.001）でした．誤嚥リスクが高い症例に対して輪状軟骨圧迫をしなくても，責めることはできなくなりました．筆者も輪状軟骨圧迫を行う機会は激減しました．

# 実務において輪状軟骨圧迫は簡単ではない

RSIの変法は多数ありますが，オーソドックスなRSIは，①鎮静薬と筋弛緩薬をほぼ同時投与⇒②用手換気をせず1分間待って気管挿管　です．よって，①のタイミングで輪状軟骨圧迫を開始し，1分後の気管挿管が成功し気管チューブカフを膨らませた時点で，輪状軟骨圧迫は終了できます．おそらく輪状軟骨圧迫時間は2分程度でしょう．

現実には，輪状軟骨圧迫がなされると気管挿管は相当難しくなります．気管挿管に難渋するうちに$SpO_2$が低下したため用手換気をしようとしても，triple airway maneuver 姉妹書参照 の実践が難しくなることもあります．筆者も「誤嚥のリスクが高いな．輪状軟骨圧迫しよう．僕がやめてよしというまで絶対に輪状軟骨圧迫解除をしたらあかんで」といいながら，気管挿管に難渋し，「えーい，輪状軟骨圧迫をやめて…」といわざるを得なかった経験があります．

# BURP 図5

BURPは，backward（背中側へ）・upward（頭側へ）・rightward（右側へ）・pressure（圧迫）の略です．ちなみに本来のburpの意味はゲップです．

気管挿管（経口）がなぜ難しいかを原点に返って考えてみましょう．

口から声門までストレートならありがたいですが，舌を回避しなければ声門にたどりつけません 図6a ．この回り道を少しでも

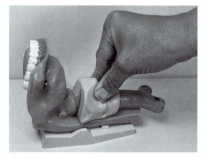

図5　BURPは甲状軟骨を圧迫

まっすぐにするのがマッキントッシュ型など直接視型喉頭鏡であり，カメラを回り道に沿わせるのが間接視型喉頭鏡（ビデオ喉頭鏡）です．

BURPの手技者は，患者の脇，患者の顔をみあげる位置に立ちます．親指と人指し指（第2指）で甲状軟骨を操作します．甲状軟骨の正面 図1a は，まる

CHAPTER 03：輪状軟骨圧迫と BURP は違う

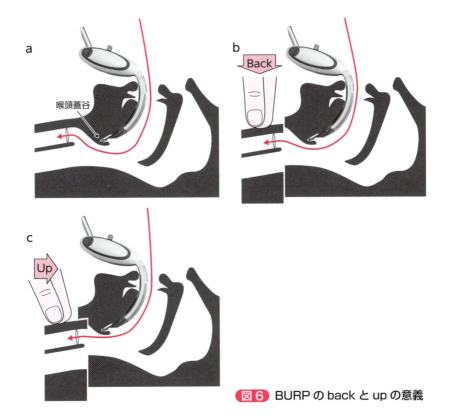

図6　BURP の back と up の意義

で指でつまむことを想定したような形状です．

　BURP の出番は，喉頭鏡の先端が喉頭蓋谷 図6a に到達にしてからです．喉頭展開をしても，声門を捉えることができない状況を考えます．

　最初に，甲状軟骨を背中側（backward）に押すと，声門付近のルートが直線に近くなります 図6b ．

　次に，甲状軟骨を患者頭側（upward）に押します 図6c ．かなり喉頭蓋谷と声門の距離が近くなりました．

　最後に右方向（rightward）に力を加えます．喉頭鏡ブレードは，口腔右側から挿入します（一部のビデオ喉頭鏡は正中から挿入しますが例外的です）．舌をよけながらブレードを口腔の正中に移動するというものの，実際にはやや右に位置します．そのためブレード先端は，喉頭蓋谷にやや右方向から到達します．よって，BURP 法において，ブレードをお迎えに行く感覚で，右方向に力を入

れると，声門とブレード先端の「目があう」感じになります．

　慣れてくると，BURP の 3 方向を合成した方向に一気に押しますが，それらの意味を理解しながら行いたいです．

## 気管挿管手技者に指示されたときに行うのが BURP

　手術室において麻酔科医が気管挿管手技を行うとき，麻酔科医が「のどを押さえて」と指示する前に BURP が行われることは通常ありません．BURP が勝手に行われると逆に視野が悪化したり，気管挿管手技者の好みの喉頭展開視野を崩すことにつながるからです．麻酔科医以外の，気管挿管に自信がある医師においても同様かもしれません．

　一方，気管挿管経験が少ない医療者の多くは，自ら BURP などと切り出す余裕すらないケースは多く，周囲の医療者が積極的に BURP や次の OELM を行うケースが多いのではないでしょうか．筆者は，「のどを押さえるで～」と断ってから行う場合が多いです．

## OELM

　本来の BURP は，単純に，背中・頭・右方向に甲状軟骨に力を加える方法です．

　直接視型喉頭鏡と BURP の組み合わせにおいて，手技者が BURP 係に，「もう少し下に押して…」「もうちょい右」と指示し微調整する姿はよくみられました．器用な気管挿管手技者であれば，左手の喉頭鏡による喉頭展開をしながら，右手で甲状軟骨に力を加え自らよき視野を探し，「こんな感じで押して」と助手に依頼します．これを OELM（optimal external laryngeal manipulation，外部からの最適な喉頭操作）[7, 8] と呼びます．

　ビデオ喉頭鏡によって，気管挿管手技者以外も喉頭鏡所見を共有できるようになりました．若手医師の気管挿管の助手に筆者がなるとき，良好な視野を確保するため，頭を上げ（➡ p.121），あるいは OELM を行います．

　複数の医療者によってベストな視野を探れることにもビデオ喉頭鏡のすばらしさがあります．

## 輪状軟骨圧迫とBURPを兼ねるのは…

フルストマック患者であり輪状軟骨圧迫をしたいが，気管挿管が難しくBURPも必要…という状況は当然あり得ます．両者の中庸をとり，輪状軟骨を強く背中側に圧迫しながら，BURP的な動きにより喉頭の良好な視野を目指す…といった対応はしばしば行われます．

輪状軟骨を容赦なく圧迫することにより，食道が輪状軟骨と頸椎に挟まれることでようやく胃内容物の逆流防止効果が得られるのが輪状軟骨圧迫です．筆者も"中庸法"を用いることがあるものの，逆流防止効果はおそらくおまけ程度であることは覚悟せざるを得ません．

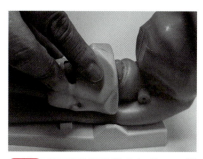

**図7** 修正BURP論文において提示された指の配置
母指と第3指で輪状軟骨を押さえ，第2指を甲状軟骨左側に当てる

輪状軟骨圧迫とBURPの組み合わせを修正BURP **図7** と呼び，効果を検討した報告[9]があります．通常の気管挿管群と，輪状軟骨圧迫群と修正BURP群が比較されましたが，通常群に比して，輪状軟骨圧迫群において声門の視野が12.5％悪化したのに対して，修正BURP群においては30％が悪化しました．視野が改善したのは，それぞれ2.5％と5％でした．輪状軟骨圧迫とBURPを組み合わせると，良好な視野確保が難しい可能性を示唆します．

最後に，輪状軟骨圧迫とBURPの違いを整理しましょう **表1**．

**表1** 輪状軟骨圧迫とBURPの違い

|  | 輪状軟骨圧迫 | BURP |
|---|---|---|
| 目的 | 胃内容物の口腔への逆流や用手換気による胃への送気を防止する | 喉頭鏡による喉頭展開時の視野を良好にする |
| 圧迫部位 | 輪状軟骨 | 甲状軟骨 |
| 圧迫方向 | 背中方向 | 背側・頭側・右側の合成 |
| 圧迫力 | 3kg | 甲状軟骨を動かす力 |
| 圧迫時間 | 鎮静薬・筋弛緩薬注入直前〜気管挿管に成功しカフを膨らませ，手技者に圧迫をやめるように言われるまで | 気管挿管の喉頭展開時の視野が不良であるとき〜気管挿管に成功するまで |

**参考文献**

1) Vanner RG, Asai T. Safe use of cricoid pressure. Anaesthesia. 1999；54：1-3.
2) Salem MR, Khorasani A, Zeidan A, et al. Cricoid pressure controversies: narrative review. Anesthesiology. 2017；126：738-52.
3) Smith KJ, Ladak S, Choi PT, et al. The cricoid cartilage and the esophagus are not aligned in close to half of adult patients. Can J Anaesth. 2002；49：503-7.
4) Smith KJ, Dobranowski J, Yip G, et al. Cricoid pressure displaces the esophagus: an observational study using magnetic resonance imaging. Anesthesiology. 2003；99：60-4.
5) Boet S, Duttchen K, Chan J, et al. Cricoid pressure provides incomplete esophageal occlusion associated with lateral deviation: a magnetic resonance imaging study. J Emerg Med. 2012；42：606-11.
6) Birenbaum A, Hajage D, Roche S, et al. Effect of cricoid pressure compared with a sham procedure in the rapid sequence induction of anesthesia: the IRIS randomized clinical trial. JAMA Surg. 2019；154：9-17.
7) Benumof JL, Cooper SD. Quantitative improvement in laryngoscopic view by optimal external laryngeal manipulation. J Clin Anesth. 1996；8：136-40.
8) Hwang J, Park S, Huh J, et al. Optimal external laryngeal manipulation: modified bimanual laryngoscopy. Am J Emerg Med. 2013；31：32-6.
9) Kojima T, Harwayne-Gidansky I, Shenoi AN, et al. Cricoid pressure during induction for tracheal intubation in critically ill children: a report from National Emergency Airway Registry for Children. Pediatr Crit Care Med. 2018；19：528-37.

# CHAPTER 04

## 直接視型喉頭鏡の基本理論

　本書において，従来からの直接視型喉頭鏡による気管挿管テクニックについては詳しく扱いません．エアウェイ管理に不慣れな医療者ほど，文明の利器・ビデオ喉頭鏡を使うべきと考えるからであり，また，直接視型喉頭鏡を習熟したいのなら少なくとも半年以上の麻酔科研修を要するからです（もっとも，多くの麻酔科研修においてもビデオ喉頭鏡が主流です）．

　ただし，直接視型喉頭鏡の扱いの注意点を知ることにより，気管挿管の難しさがみえてきます．ビデオ喉頭鏡の扱いにつながる部分もあります．

## 直接視型喉頭鏡の基本理論

　気管チューブは，大きく2カ所で曲がった状態で留置されます 図1a ．しかし，初めからこのように留置できるわけがありません．

　昔から，3本の軸理論で説明されました．我々は，口腔にチューブを入れ，咽頭を通過し，声門を通じて気管にチューブを挿入したいわけですが，それぞれが軸をもちます．口腔軸・咽頭軸・喉頭軸（気管軸）と呼ばれます．3本の軸が全

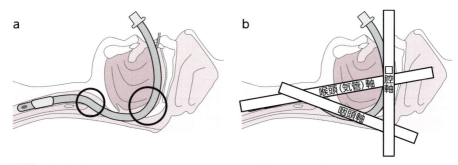

**図1** 気管挿管において意識する2カ所のカーブと3本の軸
（文献1より引用）

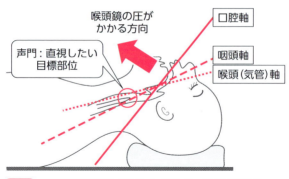

**図2** 喉頭展開において3本の軸の一致を目指す
(文献1より引用)

く一致しません．これでは，直接視型喉頭鏡を用いて気管挿管などできません．
　そこで，3本の軸を1本とするために，喉頭展開が行われます．直接視型喉頭鏡においては，ブレードの先端を喉頭蓋谷に位置し，患者の足元へ向けて斜め上方向に押し 図2 ，3本の軸が近くなる状況を目指します．1本の軸となれば，気管挿管手技者が目視できます．また，気管チューブも，直線状といわないまでも，なだらかなカーブ形状でスムーズに気管挿管できます．
　「3本の軸が一致というけれど，一致などしない」という批判があり，近年，2-curve theory[2]も提唱されます．まさに 図1a の2つのカーブを捉え，sniffing positionや，喉頭鏡による舌根部のカーブの直線化により視野を得るとされました．他にも新理論がいわれています．筆者も含めた3本の軸理論を信じる医療者の多くは，「軸は近くなるが一致するとまでは思っておらず」，新理論と3本の軸理論に大きな違いを感じません．

## 手首はぜったいに撓屈させない

　喉頭鏡先端が喉頭蓋谷に到達すると，声門をみるために喉頭蓋をもちあげようとして，手首を撓屈（橈骨側に屈曲）し，喉頭鏡を後ろ側へ傾けがちです 図3a ．これは，直接視型喉頭鏡，ビデオ喉頭鏡ともに，絶対にアカン動作です．麻酔科研修において，徹底的に「手首を撓屈させてはダメ」「喉頭鏡を後ろに傾けてはダメ」と教育しているはずです．
　手首を撓屈させ喉頭鏡を後ろ側へ傾けると，患者の上顎前歯を支点とする動き

CHAPTER 04：直接視型喉頭鏡の基本理論

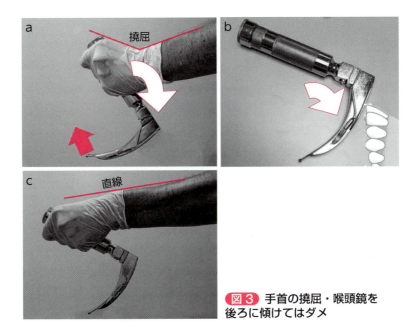

図3 手首の撓屈・喉頭鏡を後ろに傾けてはダメ

となり歯牙損傷につながります 図3b．以前は，「気管挿管が難しく前歯が折れました」と患者・患者家族に説明すると許してもらえましたが，近年，それほど甘くありません．筆者知人麻酔科医が在籍する大学病院では，予定手術の術前診察時に歯科医による診察もあり，大半の患者が上顎のマウスピースを作成しています（患者自己負担）．

　なにより，手首の撓屈，あるいは喉頭鏡を後ろに傾ける動作は，3本の軸の一致をさまたげます．気管挿管が容易とはなりません．

　気管挿管の基本スタイルとして，手首を絶対に撓屈させず，まっすぐとする癖をつけなければなりません 図3c．

　筆者は，数年以上のキャリアをもつ非麻酔科医（多くは救急医）と「同じ釜の飯を食う」機会が多くありましたが，「手首の撓屈」「喉頭鏡を後方に傾ける」癖をもつ医師は一定の割合でいます．本人たちもその悪癖を指摘されたことがあり気にしているようなのですが，「一度ついた癖の矯正は難しく」悪癖が改善されない医師は多いです．やはり，初期研修において徹底的に仕込むべきなのでしょう．とはいうものの，基本形を覚えるのに，麻酔科の研修期間1〜2カ月はあまりに短く感じます．

> **筆者の恩師の研修医に対しての定番の教え**
>
> 恩師「このマッキントッシュ（直接視型喉頭鏡）の作用点を知っているか？ 図4 」
>
> 研修医「喉頭鏡の先端ですかね… 図5 」
>
> ニヤリとした恩師「馬鹿者…，（直接視型）喉頭鏡の作用点はこのブレード全体だ．ブレード全体で舌を圧迫することで視野を確保するのだ．舌圧子としてブレードの面全体を意識しろ．」
>
>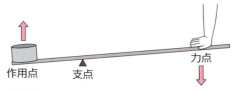
>
> **図4** 支点・力点・作用点
>
>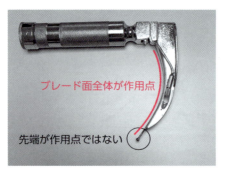
>
> **図5** 喉頭鏡の作用点

## 直接視型喉頭鏡の作用点

　直接視型喉頭鏡による気管挿管は，喉頭を直視しなければなりません．邪魔者である舌を面として押さなければなりません．よって，恩師は，直接視型喉頭鏡のブレード面全体＝舌圧子と説明したわけです．

　それに対して，ビデオ喉頭鏡は，舌・舌根を回り込むことによって，声門を視野に捉えます．舌を押さえるべき程度は少ないです．

　しかし，ビデオ喉頭鏡操作の基本は，直接視型喉頭鏡と全く変わりません．

CHAPTER 04：直接視型喉頭鏡の基本理論

　直接視型喉頭鏡全盛時代にいただいた恩師の金言ですが，筆者は，ビデオ喉頭鏡による気管挿管においても今も強く意識しています．

## 筆者の気管挿管のイメージ

　気管挿管において，喉頭鏡を「患者の足元へ向けて斜め上方向に押し」と表現しましたが，筆者自身は，患者足元に向けてまっすぐのイメージで喉頭鏡を「押しています」図6a ⇨．もちろん，顎にまっすぐ力を加えたつもりでも，筆者の気管挿管を横からみると「斜め上方向」に喉頭鏡のパワーはかかります 図6a ➡．

　撓屈癖のある医師に「斜め上方向」と指導すると，撓屈癖が発揮されます．「上方向の意識を捨てよう．手首を絶対に直線に保ったまま 図3c，足元をめがけてまっすぐ押すんやで」が矯正につながったことがあります．

　腕力に自信がない医師にも有効です．左上腕を自身の胸部に密着させ（脇を締めて），左肘を 90°とします 図6b．そして，左手関節橈骨側を直線とします．気管挿管手技者の体重を，喉頭鏡に伝えることができます．筆者も，大柄な患者などを対象として「喉頭鏡を押す」とき，自慢の体重を生かします．

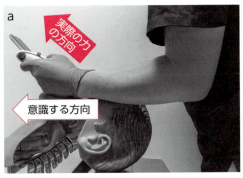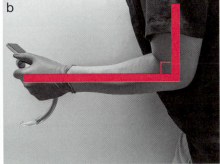

図6 足元をめがけてパワーを伝える

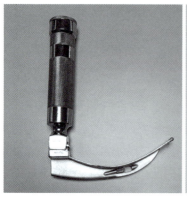 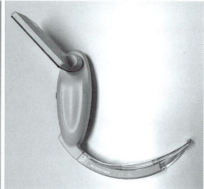

**図7** 直接視型喉頭鏡とビデオ喉頭鏡の比較
a) マッキントッシュ型喉頭鏡　ブレードサイズ3
b) McGRATH MAC　ブレード MAC3

## ビデオ喉頭鏡は舌圧子能力をかなり失った

　ビデオ喉頭鏡のブレードは舌，特に舌根を回避するように喉頭に到達するために，直接視型喉頭鏡より弯曲が大きいです **図7**．よって，丸い舌を押す能力は，直接視型喉頭鏡より落ちています．ある意味それがねらいです．

　ビデオ喉頭鏡には，ビデオ喉頭鏡の難しさがあります．以後の章で，主にビデオ喉頭鏡について解説します．

**参考文献**
1) 小尾口邦彦．ER・ICU 診療を深める2 リアル血液浄化 Ver.2. 中外医学社；2020.
2) Greenland KB, Edwards MJ, Hutton NJ, et al. Changes in airway configuration with different head and neck positions using magnetic resonance imaging of normal airways: a new concept with possible clinical applications. Br J Anaesth. 2010; 105: 683-90.

# CHAPTER 05

## 若手医師教育において直接視型喉頭鏡の扱いをどうすべきか

　初期研修医の麻酔科研修において施設間の差はあるものの，ビデオ喉頭鏡を重視する施設が多いと聞きます．直接視型喉頭鏡の教育をするかは，しばしば議論となります．結論が出ないテーマではありますが，筆者の考えをまとめます．

　麻酔科医が直接視型喉頭鏡も扱うかではなく，非麻酔科医が直接視型喉頭鏡も扱うかについて考えてみましょう．

### ビデオ喉頭鏡のメリット

　直接視型喉頭鏡に比して，ビデオ喉頭鏡のメリットを考えてみましょう．

- 気管挿管の成功率が高い

　近年の喉頭鏡の効果を検証する試験の評価項目として，first attempt success〔初回での成功率（FAS），first attempt intubation success（FAIS）と呼ばれることもある〕や挿管に要する時間が採用されるケースが多いです．ビデオ喉頭鏡によってそれらが改善するという報告もあれば，直接視型喉頭鏡とビデオ喉頭鏡に差はなかったとする報告もあり，ビデオ喉頭鏡に不利な試験結果まであります．多くは麻酔科医が気管挿管手技者であり，一般的な患者を対象とした気管挿管の成功率に差など出るはずがありません．そもそも，患者生命が危機にさらされるような「真の」気管挿管困難症例の頻度は低く，臨床試験になじみません．そして，筆者自身の実感として，あるいは周囲の麻酔科医の実感として，ビデオ喉頭鏡の時代となり，明らかに「真の」気管挿管困難症例が減りました．

- 侵襲性が低い

　頸部の後屈・sniffing position の程度，気管挿管による患者心拍数・血圧の上昇の程度は，ビデオ喉頭鏡が有利です．歯牙損傷リスクも下がります．

- 教育効果が非常に高い

　直接視型喉頭鏡による気管挿管教育時，気管挿管を実行する若手医師に対して，横に立つ指導医は，「喉頭蓋はみえた？　本当に？　それなら，次に…」「本当に，気管チューブは声門を通過したんやな」などと矢継ぎ早に声をかけます．

43

しかし，若手医師の「声門を通過しました」という答えを，筆者は全く信用しません．他の麻酔科医も同様でしょう．あくまで，淡々と気管挿管が成功したか判定しなければなりません．若手医師の直接視型喉頭鏡による気管挿管中，指導医が発する質問など，若手医師を焦らせる役割でしかないと感じます．

ビデオ喉頭鏡であれば，指導医は若手医師と画面を共有できます．喉頭鏡のブレード先端の位置，あるいは気管チューブ先端がどこを走行するのか，正しく喉頭蓋谷にブレード先端が位置しているのか，喉頭展開の程度が適切であるのか，気管チューブの声門への挿入にどのように苦労しているのか…すべて共有できます．

筆者勤務 ICU に静止画や動画撮影が容易に可能な AceScope が配備されたので，ICU におけるすべての気管挿管例を録画することとしました．さらに，研修医による気管挿管終了後，研修医と指導医で動画を必ず振り返ります．研修医は自身の気管挿管過程を振り返ることができます．自身の気管挿管動画が興味深くないわけがなく，学習効果は恐ろしく高いです．

- 医療安全の向上

気管チューブ先端が，「声門を確実に通過したのか」「食道側に"落ちてしまったのか"」だけでなく，指導医の目からみても「声門を通ったか自信がもてない」ケースもあります．グレーゾーンも含めて指導医が横で確認できることは，医療安全の向上につながると感じます．真の気管挿管困難症例に対して，複数のエキスパートが画面を共有しながら戦えることも医療安全向上につながります．

### ビデオ喉頭鏡のデメリット

- ビデオ喉頭鏡は口腔内出血に弱い

ビデオ喉頭鏡や気管支ファイバースコープを用いた気管挿管は，口腔内出血に弱いことが知られます．しかし，ビデオ喉頭鏡操作に難渋するような口腔内出血であれば，直接視型喉頭鏡でも相当困難です．また，そのような症例は多くありません．

- 突然，映らない事件があり得る

ビデオ喉頭鏡はハイテク製品であり「なぜか起動しない」「先端は点灯するが画面は真っ暗」といった現象が，たまに，しかし必ず起こります．あるいは，McGRATH MAC であれば，専用電池が切れたがストックがなかったといったケースがあり得ます．一時期，電池の供給が不安定になったこともありました．ローテクである直接視型喉頭鏡であれば，点灯しなくても原因はすぐに判

CHAPTER 05: 若手医師教育において直接視型喉頭鏡の扱いをどうすべきか

明するケースが多く，値段が安いので複数台ある部署も多いでしょう．結局，ビデオ喉頭鏡の問題は，「いつもビデオ喉頭鏡を使えるとは限らず，使えなかったらどうするんだ問題」といえるかもしれません．

---

**Web 講演会にて鈴木昭広先生（自治医科大学麻酔科教授）のコメント（趣旨）**

前立腺癌に対して，今やダビンチ（da Vinci）手術がスタンダードであり，患者は低侵襲手術の恩恵を受けています．泌尿器科医師が，「以前は，前立腺癌に対して開腹手術をしていた．その技術を忘れないために，次の症例は開腹手術としよう」などというでしょうか．気管挿管においても進歩した器具を使うのは当然のことなのではないでしょうか．

---

# 気管挿管が必要であるのに，ビデオ喉頭鏡がない状況に当たったらどうするのですか？

鈴木先生のコメントは，筆者にとって非常に腑に落ちるものでした．

結局，「ビデオ喉頭鏡だけでなく，直接視型喉頭鏡の両方を一般医療者も学ばなければならない」とする意見の最大の根拠は常に，「気管挿管が必要であるのに，直接視型喉頭鏡しかない状況に当たったらどうするのですか？」「ERやICUにはビデオ喉頭鏡がありますが，一般病棟になんかありませんよ」です．

しかし，ビデオ喉頭鏡と直接視型喉頭鏡の両方の研修には以下の問題があると考えます．

- 限られた気管挿管経験数

　大半の初期研修医の麻酔科研修期間は2カ月以下です．限られた症例数を，ビデオ喉頭鏡と直接視型喉頭鏡の両方に分けるのは，それぞれの学習効率を下げるだけではないでしょうか．筆者自身の研修医時代を振り返っても，心理的余裕がなく頭の中はカオスでした．その状況に「ビデオ喉頭鏡と直接視型喉頭鏡の違いも意識しながら気管挿管しよう」などといっても，混乱するだけではないでしょうか．

- ビデオ喉頭鏡のテクニックを直接視型喉頭鏡の延長線上に置くのか？

　ビデオ喉頭鏡と直接視型喉頭鏡はテクニックが異なります．

　筆者のように，直接視型喉頭鏡しかない時代を過ごし直接視型喉頭鏡にある意味鍛えられた世代は，McGRATH MAC の登場に歓喜しながら自分たちがもつ直接視型喉頭鏡の技術の延長線上に捉えました．しかし，そろそろ，使わ

JCOPY 498-16682

45

れもしない直接視型喉頭鏡の技術から語るのは厳しく，ビデオ喉頭鏡の強み，時にある難しさを中心として教育すべきと考えています．

## ビデオ喉頭鏡の整備が必要なのでは

多くの病院の一般病棟において，ビデオ喉頭鏡などないでしょう．

そもそも，緊急気管挿管が必要なのでしょうか．BVM・ジャクソンリースなどによる用手換気をしながら，RRT（rapid response team），麻酔科医，ERやICU担当医師，あるいはコードブルーによる応援団の到達を待てばよいのではないでしょうか．多くのケースにおいて，気管挿管はASAP（as soon as possible）ではありません．

そして，ビデオ喉頭鏡のみの経験を有する医師が増えつつある今，バックアップビデオ喉頭鏡の配備が必要なのではないでしょうか．それについて次章で扱います．

# CHAPTER 06

こういうことだったのか!! 一般医療者の生き残りの気管挿管

# バックアップビデオ喉頭鏡が必要なのでは？

> ヘルプコールがあり筆者が一般病棟に駆けつけた．内科医による気管挿管が難航しており，筆者に依頼された．マッキントッシュ型喉頭鏡が用意されている．
>
> 筆者「出先から直接来たので McGRATH をもってきていない．McGRATH はないよね…」
>
> 担当看護師「そんなものありません」
>
> 筆者「…」

## 現実に，多くの若手医師はビデオ喉頭鏡の教育のみを受けている

　筆者は，元麻酔科医です．しかし，ビデオ喉頭鏡に慣れきり軟弱となったのか？ 先のケースのように，直接視型喉頭鏡を使わざるを得ない状況となるとテンションが下がる自分を感じます．

　筆者は，研修医への気管挿管教育に興味があるので，ICU にローテートしてくる2年目研修医にどのような気管挿管教育を受けたか尋ねます．たすき掛け方式で，1年目を他病院で研修した研修医が多いです．数年前までは両方を学んだという答えが多かったですが，近年，「ビデオ喉頭鏡のみ扱いを学びました」という答えが明らかに増えました．

　おそらく，多くの病院において，ER や ICU にビデオ喉頭鏡が配置されているものの，一般病棟に配置されるのは直接視型喉頭鏡なのではないでしょうか．筆者は，一般病棟において緊急気管挿管が必要な状況が起こったとき現場に居あわせた医師が「僕，McGRATH しか使ったことないねん…」という事態が起こり得る，すでに起こっているのではないかと危惧しています．

　もちろん，多くの患者の急変時，コードブルーなど各病院で定められた緊急招集手段で人集めをすればよく，応援部隊が駆けつけるまで用手換気で対応すれば

よいです．筆者現所属施設において，ICU が RRS（rapid response system）を担っており，蘇生用具一式が入った RRS バッグも整備されています．ただし，筆者が赴任するまで ICU に常備するビデオ喉頭鏡は McGRATH MAC 1 台のみでした（厳密には AWS もあるのですが，ほぼ認識されていません）．直接視型喉頭鏡が RRS バッグ内にあり，ビデオ喉頭鏡を必要と感じるのであれば，一般病棟に駆けつける ICU 医師がエアウェイカートにある McGRATH MAC を取り出して飛び出していく方式でした．医師は失念しがちですが，RRS 担当看護師が機転をきかせて McGRATH MAC を確保してくれることで成り立つ業務でした．

## ビデオ喉頭鏡は作動しないかもしれない

　筆者は「気管挿管は基本的にビデオ喉頭鏡を使うべき」と考えていますが，ビデオ喉頭鏡を「完全には」信じていません．いかなるビデオ喉頭鏡であっても，「なぜか先端が点灯しない」「画面が点滅する」といったトラブルが，たまにですが必ずあります．難しいのは，「気管挿管時点で全く使いものにならなかったのに」，販売会社の担当者が回収に来ると「あ，先生，ちゃんと動きますね．一応，持ち帰りチェックしますね～．代替品を置いていきまーす」⇒数日後「チェックしましたが，全く問題ありませんでした」となりがちであることです．

　気管挿管は患者の命に直結する手技であり腹が立つ面もありますが，ビデオ喉頭鏡はカメラとディスプレイとコンピューターを組み合わせた精密機器です．ビデオ喉頭鏡の製造会社は決していいませんが，「不調なときもあるよ」が本音なのではと筆者は邪推します．また，転落トラブルによってダメージを受けた携帯型ビデオ喉頭鏡であっても，転落エピソードが秘密にされているかもしれません．

　そして，医療機器には耐用期間があり人工呼吸器であれば 7 年程度ですが，携帯型ビデオ喉頭鏡は 3～4 年と医療機器としては非常に短いです．例えば，McGRATH MAC は添付文書（2022 年 10 月改訂 第 3 版）に耐用期間 4 年，AceScope は添付文書（2024 年 3 月改訂 第 5 版）に耐用期間 3 年とあります．結局，製造会社も携帯型ビデオ喉頭鏡の消耗が早いと考えていることがわかります．読者施設の携帯型ビデオ喉頭鏡はすでに耐用期間を過ぎているかもしれません．

CHAPTER 06：バックアップビデオ喉頭鏡が必要なのでは？

## ERやICUにおいてはビデオ喉頭鏡を複数配置すべきでは

　筆者が現ICUに異動したとき，ICUにビデオ喉頭鏡はMcGRATH MAC 1台のみであったわけですが，担当事務に頭を下げまくり，また「RRSバッグにビデオ喉頭鏡が必要」と力説し，McGRATH MACの2台体制とすることに成功しました（その後，故障により McGRATH MAC と AceScope の2台体制）．RRSバッグに1台常備し，ICUエアウェイカート側のビデオ喉頭鏡が不調であるとき，RRSバッグから拝借します．ICU業務・RRS業務双方の医療安全向上につながったと感じています．ERやICUなど比較的気管挿管の機会が多い部署においては，ビデオ喉頭鏡を複数とすべきではないでしょうか．

## ディスポーザブルビデオ喉頭鏡をバックアップ機器としてもよいのでは

　予算の問題で，あるいは病院当局の無関心により，本体価格20万円程度の携帯型ビデオ喉頭鏡の整備が難しい施設もあるのではないでしょうか．
　ディスポーザブルビデオ喉頭鏡として，i-view（エム・シー・メディカル）があります 図1．ブレードのサイズは，McGRATH MACのMAC4程度で

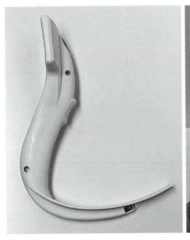 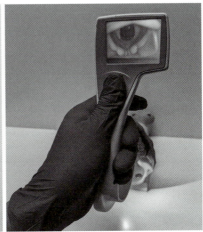

図1 i-view（エム・シー・メディカル）

す．COVID-19 禍において，備蓄用も含めて爆発的に売れた製品です．

　電池持続時間は 4 時間（点灯 20 分で自動オフ機能あり），有効期限は製造から 5 年です．実売 2 万円程度であり，ER や ICU におけるバックアップビデオ喉頭鏡とできる製品ではないでしょうか．また，一般病棟にビデオ喉頭鏡を「こっそり」配備といった対応にも使えそうです．

　欠点があるとすれば，カメラのレンズが曇り止め加工されていないことです．一般的なビデオ喉頭鏡のディスポーザブルブレードであれば，製造過程においてプラスチックであるブレードを曇り止め液につけるだけでよいです．現在発売される製品の多くのブレードは曇り止め加工がなされています．一方，i-view はレンズも本体に組み込まれているので曇り止め加工が難しかったようです．i-view の電池持続時間は 4 時間・単回使用であるので，もったいないなどといわず使用数分前から電源を入れるとレンズが温まり曇りづらくなります．

# CHAPTER 07

## ビデオ喉頭鏡の普及は日本と海外において別経路をたどった

### 海外における本格的なビデオ喉頭鏡のスタート

　現代的な（本格的な）ビデオ喉頭鏡の中で，2003年に最初の報告[1]があるGlideScope（アムコ）は歴史があることもあいまって，海外においてメジャーです．そして，強弯型ブレードであることに特徴があります（現在のGlideScopeはマッキントッシュ型ブレードや気管支ファイバースコープももちます）．よって，海外においては，強弯型ブレードからビデオ喉頭鏡の歴史が始まったといって過言ではなく，強弯型ブレード（hyperangulated blade）というジャンルの知名度は高く，好まれてもいます．

　当初，GlideScope 図1 は，従来の直接視型喉頭鏡のテクニックの延長として使用され，多くのケースはうまくいくものの（ここまでは筆者の邪推が入ります），少なからぬ軟部組織損傷合併症が報告されました．また，声門の良好な視野は比較的容易に得られるものの，気管チューブの留置に難渋するケースが少なくありませんでした．**強弯型ブレードには独自のテクニックが必要である**ことが認識されました．

　一方，従来の直接視型喉頭鏡に似た形状である弱弯型ビデオ喉頭鏡C-MAC（カールストルツ）も，直接視型喉頭鏡の操作感に近いこともあり普及しました．C-MACは，ブレード形状がC型・Macintosh型であることが名前にも示さ

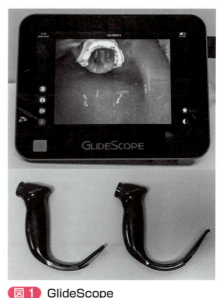

**図1** GlideScope
ディスプレイ（上段）とブレード（下段）をケーブルでつなぐ．

れており，ブレードの弯曲は直接視型喉頭鏡の Macintosh 型に近いです．

よって，海外においては据置型ビデオ喉頭鏡である GlideScope と C-MAC が先行し，携帯型の McGRATH MAC（メドトロニック）が追いかける構図となりました．

GlideScope，C-MAC，McGRATH MAC はいずれも第 2 世代ビデオ喉頭鏡と呼ばれます[2]．

ちなみに，直接視型喉頭鏡に補助的にビデオをつけただけの，声門部をあくまで直視して気管挿管するビデオ喉頭鏡が第 1 世代と呼ばれます[2]．

## 日本における本格的ビデオ喉頭鏡のスタート

日本においては，信州大学脳神経外科（当時）小山淳一医師によって開発されたエアウェイスコープ（AWS，現在は日本光電が販売）が 2006 年に発売されました 図2．AWS のブレード（イントロック）は J 型と表現されることもあるのですが，筆者の感覚的には L 型です．イントロックの平坦面を用いて，舌や喉頭蓋をもちあげ，画面上の＋マーク（ターゲットマーク）を目指してイントロックのガイドに装着した気管チューブを進めれば気管挿管できる点において先進的でした．現在においてもその先進性・優位性は揺らぐことはないのですが，従来の直接視型喉頭鏡とあまりに操作方法が違います．麻酔科医であっても一定回数の AWS の使用経験を積まないと使いこなせません．筆者は元麻酔科医ですが使用経験は 10 数回程度であり，DAM に使う勇気はありません．一方，筆者知人麻酔科医は「私の DAM へのキーデバイスは AWS」といいきり，実際，神業を目にしたことがあります．

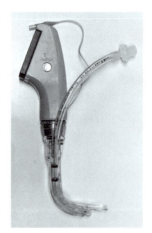

**図2** AWS
ガイドに気管チューブをセットしている

ガイドを用いチューブを進める点で"右手のテクニック"に頼る必要がなく先進的であるので，第 3 世代ビデオ喉頭鏡と呼ばれたことがあります[2]．ただし，第 1〜第 3 世代区分は，AWS 推しの立場から提唱された面があります．近年，耳にする機会が減りました．「ガイド付きというビデオ喉頭鏡の一つのジャンル」として扱われます．

CHAPTER 07: ビデオ喉頭鏡の普及は日本と海外において別経路をたどった

余談ですが，救急救命士は気管挿管実習（30例）などを経て心肺停止患者に対して気管挿管を実施できます．多くの自治体の救急車に配備されるのは直接視型喉頭鏡ですが，一部にビデオ喉頭鏡も配備されます．AWSを選択する自治体が多いです．救急救命士の気管挿管制度が始まった頃ポピュラーであったのがAWSであったので，AWSが標準となった経緯があるようです．AWSは5例の実習が必要です．

## McGRATH MAC の登場

2012年，McGRATH MAC が日本において発売されました．直接視型喉頭鏡に形が似ており使用感が近いことから，医療現場にすみやかに受け入れられ爆発的に普及しました．結果的にAWSは，（一部の）麻酔科医専用デバイスとなったと感じます．

McGRATH MAC が日本においてスタンダードとなった要因の一つは，小型ディスプレイがセットされた一体型であったことです．GlideScope と C-MAC は据置型ディスプレイと喉頭鏡をケーブルでつなぐスタイルであり多人数でディスプレイを観察できるメリットは大きいですが，例えば，手術室全室に配備といった用途にはコスト面から向きません．よって，日本において，2012年からMcGRATH MAC がビデオ喉頭鏡として一強といえる時代が続きました．

## 従来品は弱弯型と強弯型と単純に分けられなくなった

強弯型の王者 GlideScope も弱弯型ブレード（MAC），弱弯型の王者 C-MAC は強弯型ブレード（D blade），携帯型の王者 McGRATH MAC も強弯型ブレード（X blade）と，結局，従来品は，両方の弯曲型ブレードをもつに至りました．

**参考文献**
1) Agrò F, Barzoi G, Montecchia F. Tracheal intubation using a MACintosh laryngoscope or a GlideScope in 15 patients with cervical spine immobilization. Br J Anaesth. 2003; 90: 705-6.
2) 鈴木昭広. DAM と間接声門視認型喉頭鏡. 日臨麻会誌. 2010; 30: 585-92.

# CHAPTER 08

こういうことだったのか！一新医療機器の生き残りの教新戦略

# 新型携帯型ビデオ喉頭鏡の登場

2023 年，日本において McGRATH MAC のライバルとなる携帯型ビデオ喉頭鏡 AceScope（アイ・エム・アイ）と UE スコープ（Medik）が登場しました．McGRATH MAC の特許切れが関係すると噂されます．AceScope の使用感は McGRATH MAC と全く同じです．価格もほぼ同じです．UE スコープは，2 種類のハンドルが用意されるなどコンセプトの違いはありますが，携帯型であり，価格帯も McGRATH MAC・AceScope に近いです．AceScope は韓国メーカー，UE スコープは中国メーカーによる製品であり，時の流れを感じます．

## AceScope と UE スコープ共通の特徴

- 電池：McGRATH MAC は専用電池を使用しますが，両製品ともに，充電式です．また，USB-C ポートで充電できます．
- 撮影機能：静止画・動画の撮影が可能です．タッチスクリーン操作をします．

## AceScope

McGRATH MAC と使用感は，同じです．ブレードの形状も，AceScope と McGRATH MAC はほぼ同じであり，実際，AceScope のブレードは McGRATH MAC に「はまります」．ただし，根本のツメが一致しないので，固定はされません．

特筆すべきは，ガイド付きブレードが用意されることです **図1**．

ガイドに気管チューブをはめて，あるいは，さらに気管チューブに GEB を挿入することにより，DAM 対策となる可能性があります．「軸がうまくあわず」気管挿管に難渋するとき，GEB の先端の曲げを利用し，GEB を回転させ向きを変化させると，気管チューブよりはるかに高い確率で声門を通過します．GEB の細さも確率を高めます．DAM において，気管チューブや GEB の細さは正義

## CHAPTER 08：新型携帯型ビデオ喉頭鏡の登場

なのです.

　McGRATH MAC のみを保有する施設においては，AceScope のガイド付きブレードを流用してはどうかと考えています 図2 ．ただし，根本をテープ固定しなければなりません．あくまで，筆者の独り言です．

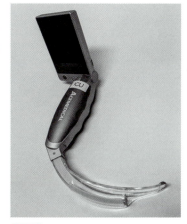

**図1** AceScope
ガイド付きブレードを装着

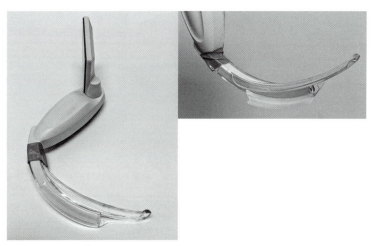

**図2** McGRATH MAC に AceScope ガイド付きブレードを装着

## UE スコープは中等度弯曲型ブレード 図3

　UE スコープは，モニター部分が独立し，モニターとハンドルとディスポーザブルブレードを組み合わせて使用します 図3 図4 ．小児用と成人用ハンドルが別であることに特徴があり，別購入が可能です．モニターとハンドル1個の

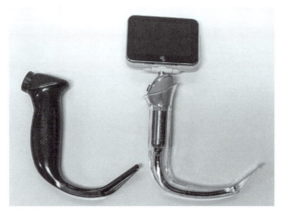

**図3** GlideScope（左）とUEスコープ（右）
両方ともサイズ3．

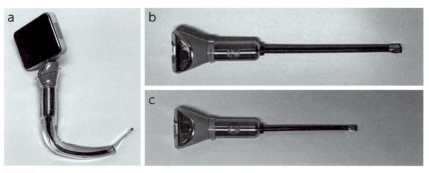

**図4** UEスコープ
a) ディスプレイとハンドルとディスポーザブルブレードを組み合わせる．握る部分まで，ディスポーザブルブレードでカバーされる．
b) 成人用ハンドル：フレキシブルなカメラ部分は約13cm
c) 小児用ハンドル：フレキシブルなカメラ部分は約9cm

　セットの実売価格は，McGRATH MAC や AceScope とほぼ同じです．
　UE スコープのブレードの形状 **図5b** をみたとき，当初，戸惑いました．McGRATH MAC の通常のブレード形状 **図5a** とも，GlideScope の強弯型ブレード形状とも全く異なります **図3**．
　日本において 2023 年に発売された UE スコープには，原型となる UEscope（VL400・VL460）があり，ブレード形状は UE スコープとほぼ同じです．原型の UEscope の報告[1] において，GlideScope や C-MAC の強弯型ブレード

CHAPTER 08：新型携帯型ビデオ喉頭鏡の登場

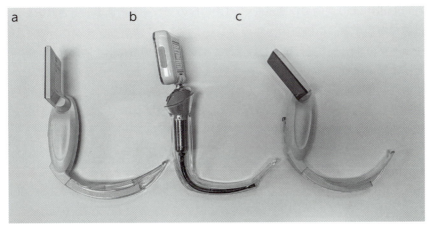

■ 図5 McGRATH MAC と UE スコープ
a) McGRATH MAC に MAC3 ブレードを装着
b) UE スコープに A3 ブレードを装着
c) McGRATH MAC に強弯曲型である X blade を装着

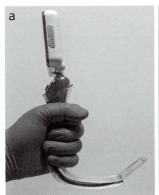 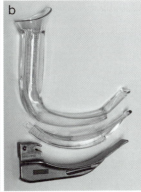 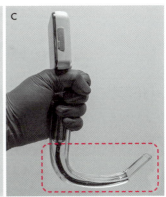

■ 図6 UE スコープのブレード形状
a) UE スコープを普通にグリップすると，「残されたブレード」部分は，マッキントッシュ型や McGRATH MAC の通常のブレードの先端角度を強くした印象
b) 上から，UE スコープ A3 ブレード，McGRATH MAC MAC3 ブレード，直接視型喉頭鏡マッキントッシュ型＃3
c) 上部でハンドル部分を握ると，強弯曲型ブレードとみることができる

(D blade) より弯曲の程度が低く,「中等度のブレード弯曲率」とされました.他章で解説する,口腔正中からのブレード挿入・4 ステップテクニック・気管チューブの声門への進行が難しいときにブレードを後ろに引く動作など,強弯型ビデオ喉頭鏡で語られるテクニックを,UEscope においても使用することがすすめられました[1].UE スコープの日本の添付文書においては,「通法に従い,口腔から咽頭へ,声帯を傷つけないように慎重にブレードを挿入する」とファジーな記載がなされています.

筆者は,C-MAC・McGRATH MAC を研究し開発されたのが AceScope,GlideScope を研究し開発されたのが UE スコープであると考えています 図7.実際,UE スコープのディスプレイ以外のデザイン・構造 図4 は,GlideScope のディスポーザブルブレードシステムに似ており,Verathon 社(GlideScope 開発会社)はフレキシブルなカメラ形状をビデオバトンと呼んでいます.

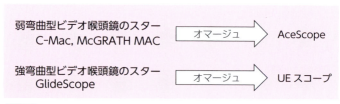

図7 筆者の推測

## UE スコープ 小児用ブレード

UE スコープは小児用ミラー型ブレード(マッキントッシュ型のような弯曲をもたず平面的なブレード)を 2 種類もつことは特筆すべきです 図8.筆者は,新生児の気管挿管に McGRATH MAC の MAC2 喉頭鏡ブレード(McGRATH MAC における最小サイズのブレード)を用いたことがありますが,新生児は喉頭蓋が体格に比して大きいため難渋しました.小児,特に新生児挿管においてミラー型が必須であることを実感しました.小児関連部門において,UE スコープの小児用ハンドルを導入するのはありではないでしょうか.

## 本書において強弯型ビデオ喉頭鏡も扱います

強弯型ブレードは,気管挿管後の咽頭痛や喉頭不快感の減少,気管挿管時の血

CHAPTER 08：新型携帯型ビデオ喉頭鏡の登場

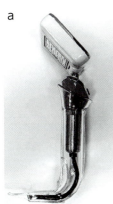
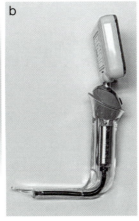

**図8** UE スコープ 小児用ブレード
a) ディスポーザブルブレード A0　新生児ミラー型
b) ディスポーザブルブレード MA1　0〜2 歳を対象とするミラー型

圧や心拍数上の大幅な軽減につながる可能性があり，海外において普通に使用されています．特有のテクニックや難しさを知って使うのであれば，個性のようなものです．ただし，「クセがスゴい」個性であり，それを知らずして使うべき製品ではありません．

気道管理に不慣れな医療者を対象とした本書において，当初，強弯型ビデオ喉頭鏡の解説を扱わない予定でした．海外においてメジャーである強弯型ビデオ喉頭鏡 GlideScope の日本における普及率が低く，日本においては弱弯型ビデオ喉頭鏡 McGRATH MAC がスタンダードといえる状況です．操作が時に難しく合併症が報告される強弯型ビデオ喉頭鏡に触れる必要はないと考えたからです．

しかし，ビデオ喉頭鏡といえば McGRATH MAC という時代が終わり，中等度弯曲型ブレードを採用し手ごろな価格で購入できる携帯型ビデオ喉頭鏡 UE スコープが登場しました．

また，強弯型ビデオ喉頭鏡使用時の注意点やテクニックは，弱弯型ビデオ喉頭鏡の操作においても使うシーンがあり得ます．

弱弯型ビデオ喉頭鏡のみを使うユーザーにも，ぜひ，以後の強弯型ビデオ喉頭鏡の章に目を通してください．

## 参考文献
1) Xue FS, Yang BQ, Liu YY, et al. Current evidences for the use of UEscope in airway management. Chin Med J (Engl). 2017; 130: 1867-75.

# CHAPTER 09

# ビデオ喉頭鏡の注意点　深く入れすぎるな

　本書において，ベーシックな「McGRATH MAC による気管挿管手技」まではさすがに解説しません．基本的な気管挿管手技は，やはり初期研修で学ぶしかありません．

　ビデオ喉頭鏡といえば，やはり McGRATH MAC です．ただし，先の章で解説したように，2023 年に登場した AceScope も全く同じ使用感です．実際，AceScope のブレードは，McGRATH MAC に「はまります」（➡ p.54）．

　本章においては，弱弯型ビデオ喉頭鏡の McGRATH MAC 使用上の注意点についてまとめます．AceScope についても同様です．

---

気管挿管のヘルプコールがあり筆者が一般病棟に駆けつけた．

内科医「McGRATH を用いて気管挿管をしようとしたのですけど，声門が全くみえません．おそらく，声門がすごく遠いのだと思います．」

筆者「率直にいって，ブレードの挿入が深すぎるのだと思いますよ．」

筆者が，McGRATH MAC を口腔へ挿入したところ，簡単に喉頭蓋が描出された．

---

## McGRATH MAC の MAC3 ブレード長は小さくみえる

　直接視型喉頭鏡のマッキントッシュ型ブレードの標準サイズは ♯3 か ♯3a です．♯4 が必要となることはまずありません．McGRATH MAC において，標準ブレードサイズは MAC3 です．

　実際に，弯曲に沿って長さを計測すると ♯3≒MAC3 です　図1a ．ところが，MAC3 を装着した McGRATH MAC をぱっとみると小さくみえます．弯曲による目の錯覚でしょうか　図1b ．

CHAPTER 09：ビデオ喉頭鏡の注意点　深く入れすぎるな

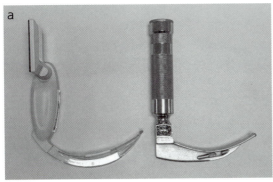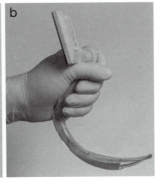

**図1** McGRATH MAC3 ブレード（a左，b）とマッキントッシュ型ブレード #3（a右）

## ブレードの深く入れすぎが多い

　MAC3 は小さくみえるからか，先のケースのように，「McGRATH MAC のブレードを深く入れすぎて，いきなり食道が描出され，食道を喉頭蓋の手前部分と誤認」は少なくありません．何度も同様のケースを経験しました．McGRATH MAC の定番トラブルだと感じています．

## MAC4 ブレードをむやみに選択すべきではない

　MAC3 ブレードは小さくみえるからか，MAC4 を使用するシーンもよくみかけます．MAC4 は MAC3 よりブレードが長いので，さらに「いきなり食道」の原因となりかねません．

　また，MAC3 と MAC4 では，MAC4 のほうがブレード先端からカメラ部分の距離があります 図2 ．よって，MAC4 においては，相当，ターゲットである声門が遠くみえます 図3 ．この構図をみると，「大は小を兼ねる」と MAC4 を選ぶべきではないのがわかるのではないでしょうか．

　一方，一定の長さのフレキシブルなカメラをブレードに収める UE スコープは，グリップする部分までブレードに一体化されています．グリップ部分で長さの調整がされ，A3（MAC3 相当）と A4（MAC4 相当）の距離感はほぼ同じです 図4 ．

　ER・ICU における気管挿管を対象とし，直接視型喉頭鏡マッキントッシュ型

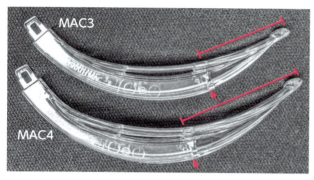

**図2** McGRATH MAC のブレード MAC3 と MAC4
矢印はカメラ位置

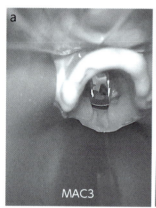
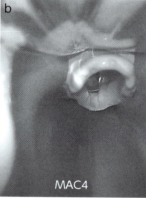

**図3** AceScope の MAC3 と MAC4 の視野の違い
AceScope を用いブレードを MAC3 と MAC4 の両方でエアウェイ人形を対象に撮影．McGRATH MAC と AceScope ブレードの形状はほぼ同じであり，McGRATH MAC においても同様である．

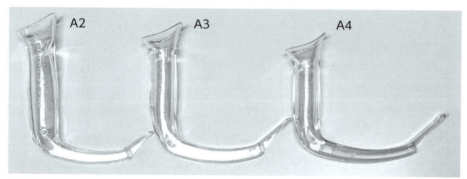

**図4** UE スコープブレード
A3・A4 は成人用．A2 は 2〜6 歳，体重約 13.2〜23.6kg 用．A2 の距離感は A3・A4 と異なる．

CHAPTER 09：ビデオ喉頭鏡の注意点　深く入れすぎるな

ブレード MAC3 と MAC4 の違いを評価した試験[1]（2023 年，6 個の RCT 試験結果を propensity score matching により解析）があります　表1．著者らは，初回気管挿管成功率などにおいて MAC4 のほうがよい結果が得られると試験計画時に仮説を立てました．ところが，初回成功率 MAC3 81.2% vs MAC4 71.1%（P＝0.007）であり，Cormack 分類などにおいても MAC3 に有利な結果でした．

表1　マッキントッシュ型ブレード MAC3 と MAC4 の比較

| | MAC3 | MAC4 | P |
|---|---|---|---|
| 初回成功率 | 81.2% | 71.1% | 0.007 |
| 気管挿管時間（秒） | 125.0（90-200.3） | 142.0（88-218.8） | 0.249 |
| 最低 $SpO_2$ の中央値 | 93.5（84.1-99.0） | 93.5（81.6-97.8） | 0.97 |
| $SpO_2$＜80% | 15.2% | 12.2% | 0.501 |
| Cormack 分類　Ⅰ | 48.4% | 38.8% | 0.019 |
| Cormack 分類　Ⅱ | 30.0% | 33.2% | |
| Cormack 分類　Ⅲ | 16.2% | 20.6% | |
| Cormack 分類　Ⅳ | 5.3% | 7.4% | |

括弧内は四分位範囲数
（文献 1 より引用）

## 最初に喉頭蓋の視認が気管挿管の大原則

**気管挿管において，最初に確認すべきは声門ではありません．喉頭蓋です．**

ところが，McGRATH MAC のブレードの弯曲があまりに絶妙であるのか，喉頭蓋の手前ではなく，いきなり喉頭蓋を越え声門の手前や，食道にブレードの先端がかかるケースが多いです．

麻酔科医が McGRATH MAC を扱っても，"いきなりの喉頭蓋越え"は多いです．

## 指導医のもとで行われた研修医による喉頭展開の実際

2 年目研修医により行われた気管挿管のビデオ喉頭鏡画面を振り返ってみましょう　図5．

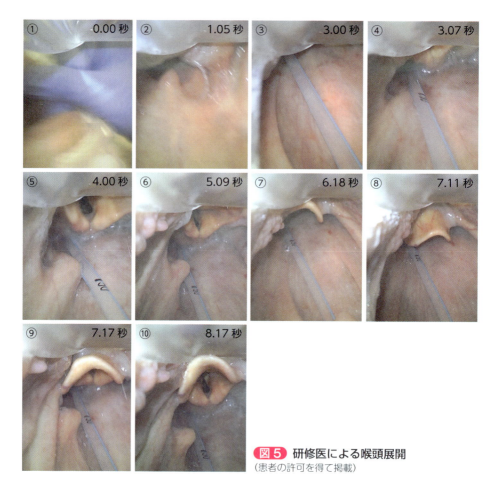

**図5** 研修医による喉頭展開
(患者の許可を得て掲載)

気管挿管直前に,「多くの研修医の気管挿管において,ビデオ喉頭鏡はいきなり深く入りすぎるケースが大半だから,丁寧に浅めに,まずは喉頭蓋の確認やで」と教育していました.指導医は筆者であり,AceScope の録画機能を利用しました.

① 研修医がクロスフィンガーにより開口動作をしていることがわかる.この時点をスタート時点とした.
② 口蓋垂がみえる.
③ しばらく口腔底しかみえない.舌(上側)はほぼみえない.
④ 声門下部(披裂軟骨部)出現.

指導医「深すぎるで．ゆっくり浅くしような．」

研修医はブレードを手前に戻す．

⑤ 声門下部（披裂軟骨部）がさらに広く出現．

⑦ 喉頭蓋出現．

⑧ 指導医「よし，ここで喉頭蓋谷を目指して進めるんや」

研修医はブレードを喉頭蓋谷に進め，さらに喉頭展開（足元上方に加圧）．

⑩ 良好な喉頭展開視野が得られた．

## 喉頭展開を振り返ると…

手技直前に，研修医に「いきなり深く入りすぎるケースが大半」と伝え，研修医は注意していましたが，いきなり声門の手前にブレード先端が到達しました **図5④⑤**．**図5④** 画面において，披裂軟骨部のすぐ下に食道があります．勢いよくブレードを進めていたら，「いきなり食道」となっていたでしょう **図6**．

直接視型喉頭鏡による気管挿管時代，「いきなり声門の手前」のエピソードはそれほどありませんでした．舌の圧迫を意識せずビデオ喉頭鏡ブレードの弯曲を舌に沿わせたとき，喉頭蓋の上面より喉頭蓋下面に進むほうが自然なのではないでしょうか **図7**．

慎重に進めても，「いきなり喉頭蓋を越え声門の手前や，食道にブレードの先端がかかるケースは多い」ことは知っておきましょう．知っていれば，気管挿管作業中にオリエンテーションを失ったとき「とりあえずブレードを戻してみよう」という行動につながるはずです．

## 食道入口を声門と勘違いするケースもある

食道入口を声門と勘違いするケースがあるとされます[2]（文献2には，声門を気管と記載）．

文献2には，声門部・食道入口部・その両方を映したビデオ喉頭鏡（AWS）による画像16枚が掲載されました．研修医15名・麻酔科医師10名に16枚の写真をみせたところ，研修医の正答率は64.2％，麻酔科医師は68.8％であったとされました．筆者は，出題者の意図を考えて画像をみたからか，正答率100％でした．「喉頭鏡によって引き上げられ」縦に丸く変形した食道を気管と勘違いすることを示唆する出題であり，著者らは，「喉頭展開操作によって変形した食

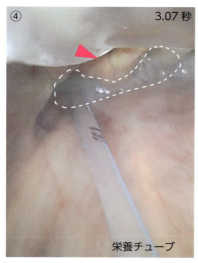

**図6** 食道入口部分
点線枠内：食道入口部分
▶：声門下部（披裂軟骨部）
画面中央を走るのは栄養チューブであり，食道に通じている．

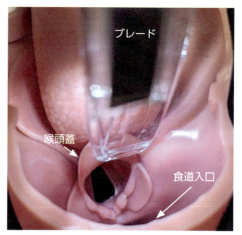

**図7** 喉頭蓋にブレードがかかった構図

道の入り口を気管と誤認」するとしました．また著者らは，麻酔科医が3割も間違った原因として，「喉頭鏡の扱いに慣れた術者が食道の入り口をみることはない」「喉頭展開をマスターすると声門と食道の鑑別の必要が少なくなる」としました．麻酔科医は，上手であるがゆえに，上手ではない医療者のおかすミスがわからないのですね．

　海外論文[3]においても，食道入口を喉頭鏡ブレードが強く牽引することにより食道が大きく開口し，「声門になりすます (impersonate the glottic)」と解説されました．筆者施設 ICU への AceScope 導入に伴い全気管挿管を録画し振り返っています．「いきなり食道」の動画を凝視すると，しばしば声帯のようにみえる牽引物がみられます **図8** ．靭帯が牽引されたことによる「なりすまし」です．

　本章冒頭の「よくある例」は，「McGRATH MAC のブレードを深く入れすぎて，いきなり食道が描出され，食道を喉頭蓋の手前部分と誤認」でした．食道を食道と捉えることができなかった，文献 2，3 で指摘された間違いです．

　筆者は，若手医師の無数の気管挿管を，横でみてきました．「いきなり食道」

CHAPTER 09：ビデオ喉頭鏡の注意点　深く入れすぎるな

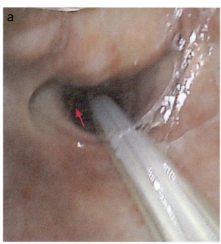 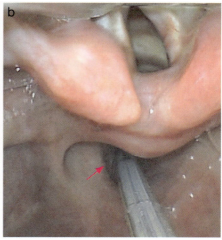

**図8　食道にみられる「声帯」**
AceScope 画面から切り取り拡大．栄養チューブが食道に挿入されている．
a)「いきなり食道」であるが，ブレードの牽引力が強いため，食道は丸く内部に声帯様の構造物（→）がみられる．
b) ブレードを手前に引いたところ，声門が出現．この画面においても，食道内に声帯様の構造物（→）がみられる．

の頻度は少なくないです．

- McGRATH MAC などビデオ喉頭鏡ブレードは，先端が深くに到達しがちである
- ある程度の深さにブレードを入れたのに声門や喉頭蓋がみあたらず孔のみであるときは（明確な構造物がないときは），「いきなり食道」パターンである可能性が高い
- 喉頭展開操作によって食道が変形し丸くあるいは縦長の円形に変形すると，声門と勘違いされ得る
- 牽引された食道内の靭帯が声帯様にみえることがある
  これらは意識すべきでしょう．

　そして，気管挿管・喉頭展開の最初のメルクマールは声門部ではありません．喉頭蓋です．どんなときも，喉頭蓋を確認してから，次のステップに進まなければなりません．また，オリエンテーションを失ったら，喉頭蓋がみえる位置に戻らなければなりません．

**参考文献**

1) Landefeld KR, Koike S, Ran R, et al. Effect of laryngoscope blade size on first pass success of tracheal intubation in critically ill adults. Crit Care Explor. 2023; 5: e0855.
2) 町田匡成, 平林由広. 喉頭展開―気管と食道の鑑別は案外難しい. LiSA. 2009; 16: 913.
3) Kovacs G, Duggan LV, Brindley PG. Glottic impersonation. Can J Anaesth. 2017; 64: 320.

# CHAPTER 10

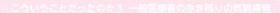

# ビデオ喉頭鏡による軟部組織損傷リスク
# 〜ビデオ喉頭鏡には死角がある〜

　マッキントッシュ型など直接視型喉頭鏡による気管挿管は，「開口⇒右口角からブレード挿入⇒ブレードを喉頭蓋がみえるところまで進める⇒…」が基本形です．手技者の視線は，常にブレード先端を追いかけるので，ブレードの先端による軟部組織損傷は通常ありません．もちろん，ブレードを乱暴に扱えばその限りではありません．

## McGRATH MAC（弱弯型ビデオ喉頭鏡）添付文書における気管挿管手順

　McGRATH MAC 添付文書 図1 に目を通しながら，読み進めてください．
① 直接視によりブレード先端を喉頭蓋手前まで進めます．
　ビデオ喉頭鏡の視野は画面に表示された範囲のみです．口腔内に挿入する部分が狭ければカメラではよくみえません．ブレードがトラブルを起こしも，カメラの視野からはずれるとトラブルに気がつくことはできません．そして，

2) 口腔内を確認して右口角からブレードを挿入し，舌を左側へ寄せながら本品を中央へ移動する．
3) ブレード先端部を喉頭蓋谷に進めていく．　　　　　　　　　　　　　　　　　　　　　　　　　　① 直接視
4) ディスプレイに喉頭蓋を映し，喉頭蓋を前上方に挙上させ，直接，あるいはディスプレイで間接的に声門を確認する．
　この時，機器が適切な位置に保持されていれば，声門はディスプレイの中央上方に映し出される．　　② 間接視（ビデオ喉頭鏡画面）
5) 声帯を傷つけないように慎重にチューブを挿入する．挿管は，口腔内を直接，又はディスプレイで間接的に確認しながら，あるいは両方を併用しながら行うことができる．
1と6以後省略
　　　　　　　　　　　　　　　　　　　　　　　　　　　　　　　　　　　　　　　　　　　　③ チューブの口腔挿入〜声門への誘導は，直接視・間接視のどちらでもよい

図1 McGRATH MAC 添付文書における使用方法記載
（文献1より引用）

喉頭蓋の確認（視認）がファーストステップです．

② 声門が直接視できれば，ビデオ喉頭鏡画面の出番です．ブレード先端を喉頭蓋谷（喉頭蓋の根本）に進めます．

③ 声門手前までのチューブの挿入は，直接視でも間接視でもよいとされています．通常，間接視で行うでしょう．McGRATH MAC により舌を左によけていれば，右口腔〜声門にスペースが広がっているはずであり，チューブ先端を導くことは難しくないからです．

　要は，「ビデオ喉頭鏡においても喉頭蓋が視野に入るまでは，丁寧に直接視で進めていく」のが基本形です（でした）．

　（弱弯型）ビデオ喉頭鏡 McGRATH MAC が本格的に普及した 2010 年代初頭，この基本形が重視されました．筆者も「McGRATH を使うときも，まずはマッキントッシュと同じようにある程度のところまで直視で進めるんやで〜」と若手医療者に指導しました．

　ビデオ喉頭鏡初心者は，口腔内直視⇔ビデオ喉頭鏡画面と，目まぐるしく視野を動かすことがあります．目線がずれます．初めは直視に注力⇒次はビデオ喉頭鏡の画面に注力　とメリハリをつけることにおいても意味があります．

## ブレードの進行において直視は重視されなくなった

　現在，麻酔科医であれば，皆 McGRATH MAC の扱いに慣れており，ブレードを直視下に口腔に入れますが，以後，口腔内を直視などせず，画面をみながら喉頭蓋が視野に入るところまでブレードを進めます．あるいは，画面をほぼみなくても，舌をよけながらブレードを進行させ，喉頭蓋を突然画面に登場させます．

　筆者も，同じスタイルとしました．「右口角からブレードを挿入」までは目視ですが，以後は，画面に注力し，ブレード先端を声門手前まで進めます．COVID-19 禍において患者の顔に距離をとる必要性が生じたことも関係します．

　若手医療者に対しても，同じスタイルを許容しています．先の章で解説したように，「いきなり食道」「いきなり声門前」が多く，慎重にブレードを進めるのは当然のことです．

# CHAPTER 10: ビデオ喉頭鏡による軟部組織損傷リスク〜ビデオ喉頭鏡には死角がある〜

> ICU研修中のA研修医が呼吸不全患者の気管挿管手技を担当．A研修医の気管挿管の経験は少ないため，筆者が横につき万全にフォローする態勢をとった．
>
> ビデオ喉頭鏡（McGRATH MAC）は比較的スムーズに挿入され，喉頭展開がなされた．
>
> 次は，気管チューブの番である．A医師は，口腔内に気管チューブを入れ始めたが，McGRATH MAC画面になかなか気管チューブ先端が出てこない．筆者が少しいらっとし始めたとき，ようやく，気管チューブ先端が画面に現われた．

## 気管チューブによる軟部組織損傷はあり得る
## 強弯型ブレード使用時，軟部組織損傷リスクは上がる

気管挿管に慣れているものにとって，気管チューブ先端をビデオ喉頭鏡の画面に登場させることは容易です．しかし，A研修医の気管挿管の介助経験は，「**慣れていない医療者にとって，気管チューブ先端のコントロールは容易ではない**」ことを教えてくれました．非常に慎重なタイプであるA医師なので，McGRATH MAC画面に気管チューブ先端の登場が遅れたわけです．大胆であるが気管挿管に不慣れな医療者が，気管チューブを乱暴に口腔内に入れたら？ 軟部組織損傷やデリケートな声門周囲組織の損傷につながるかもしれません．それほど確率が低い事象ではありません．例えば，超肥満患者であれば，咽頭スペースは非常に狭いことはあり得ます．扁桃肥大 **図2** がある患者は少なくありませんが，盲目的に気管チューブを口腔内に挿入すると，容易に扁桃に接触し大出血するでしょう．ビデオ喉頭鏡の視野がとれなくなります．

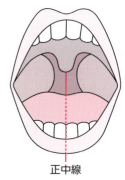

**図2** 扁桃肥大のイメージ

## 強弯型ブレードを使用したとき，リスクは上がる
## 強弯型ブレードの口腔内操作手順は従来と異なる

従来，「最初に喉頭鏡によって舌をしっかり左によけて」が気管挿管のお約束でした．

強弯型ブレードの最初の目標は舌や舌根の回避です．「around the corner」と称されます．「around the corner」は「角を曲がり」の意味で用いられていますが，「一寸先は闇」という意味もあります．言い得て妙です．

**強弯型ブレードは，舌を左によけずに口腔の正中から挿入します．** 舌をよけると，舌が変形するので強弯型ブレードの進行は難しくなります．以後に紹介する4ステップテクニック①において，「口腔内を目視」とありますが，先端を途中から目視では追えず，ブラインドで進めることになります．口腔から声門に至るまで，おそらく障害物が存在しないルートは？ 正中線上です **図2** ．正中線に沿って進めるのが，先端が左右にぶれづらく，最も安全なのです．

そして，強弯型ブレードの先端は無事に通過しても，ブレードの側方が軟部組織損傷を起こすかもしれません．強弯型ブレードの先端近くにカメラがつきますが側方は観察できません．強弯型ビデオ喉頭鏡は死角だらけと言えるのです．

## 4ステップテクニック

強弯型ビデオ喉頭鏡 GlideScope のマニュアルにおいて，4ステップテクニックが紹介されています **図3** ．

直接視⇒間接視（ビデオ喉頭鏡画面）⇒直接視⇒間接視の4ステップです．GlideScope は口腔〜声門部の軟部組織損傷の報告が少なからずあります．GlideScope 以外の強弯型ブレードを使用するときも，同様に気をつけなければなりません．

① 最初に口腔内を目視しながら咽頭後部正中までブレード先端を進める ー 直接視
② 画面をみて声門がよくみえるようにする ー 間接視
③ 口腔内をみながら気管チューブ先端をブレードの先端に近い位置まで進める ー 直接視
④ 画面をみながら挿管 ー 間接視

**図3** 4ステップテクニック
（文献2より改変）

## 気管チューブの声門への誘導にも注意が必要

気管チューブ先端を声門近くへ誘導する際も，注意が必要です．強弯型ブレード

# CHAPTER 10: ビデオ喉頭鏡による軟部組織損傷リスク〜ビデオ喉頭鏡には死角がある〜

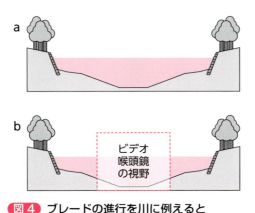

**図4** ブレードの進行を川に例えると

を正中から喉頭鏡を入れるとき,舌を左によけていないので,右口角からチューブを通すスペースは少ないです.
気管チューブの先端を,ビデオ喉頭鏡のブレードの後ろに沿わせるように挿入するとスムーズに挿入できます.また,このやり方であれば,ブレードの形状にあわせた気管チューブ形状が好まれます(➡ p.89).

弱弯型喉頭鏡(ブレード)においても,気管チューブの形状をブレードの形状とし,ブレードの後面をはわせながら気管チューブを進める方法はポピュラーです.筆者は,straight-to-cuff 型(➡ p.88)の気管チューブ形状を好むのですが,ブレードの後面をはわせて,声門近くに誘導します.

川の中央が一番深いように 図4a ,口腔・咽頭は中央が最も深いです.そして,川岸には木があるように,口腔は横に構造物があります.ビデオ喉頭鏡の左右方向の死角は大きいです.川に例えると,両岸は死角となりみえていません 図4a .よって,ビデオ喉頭鏡画面において声門前に気管チューブ先端を登場させるまで,正中を進ませるのが合理的です 図4b .

**参考文献**
1) コヴィディエンジャパン.McGRATH MAC AO3 ビデオ喉頭鏡添付文書 2022年10月改訂(第3版).
2) VERATHON.GLIDESCOPE AVL 使い捨てシステム オペレーション&メンテナンスマニュアル.
https://www.verathon.com/sites/default/files/2021-07/0900-4200-JAJP-xx-60.pdf
(最終閲覧 2024年2月9日)

# CHAPTER 11

## 強弯型ブレードの実際

　日本において，強弯型ブレードを採用したビデオ喉頭鏡はメジャーとはいえず，本来，本書で扱う必要はないかもしれません．しかし，次章において強弯型ブレードで語られるテクニックを紹介します．弱弯型ブレードにおいても，時に使えるからです．まず，強弯型ブレードはどのようなものか，簡単に紹介しましょう．

## そもそもなぜ強弯型ブレードは強弯なのか？

　筆者が麻酔科医であったころ，手術翌日，担当した患者を術後訪問すると咽頭痛の不快感を訴える患者が少なくないことにショックを受けました．舌根部を強く圧迫することにより声門を直視する直接視型喉頭鏡の時代であり，当時は「安全なエアウェイ確保のためであり仕方ない」と自分を納得させていました．

　しかし，舌の圧迫を最小限とし舌根を回り込むように（around the corner）ブレードを入れれば，咽頭痛は減るはずです．気管挿管手技において sniffing position（➡ p.117）が絶対ルールでしたが，頸部が伸展されます．強弯型ブレードであれば sniffing position の程度を緩めることができ，あるいは頸椎伸展や屈曲のリスクを抱える症例においても好ましいです．気管挿管ストレスによる血圧や心拍数上昇の抑制も強調されます．

## 強弯型ブレードと弱弯型ブレードの比較 図1 図2

　海外において強弯型ブレードは日本ほどマイナーではなく，アメリカにおいて GlideScope のシェアは最も高いとされます．

　McGRATH MAC の標準ブレードと比較すると，GlideScope の弯曲は相当強いです 図2 ．まさに舌を回避するデザインです．McGRATH MAC の強弯曲型ブレード（X blade）と比較しても弯曲は強いです．

CHAPTER 11：強弯型ブレードの実際

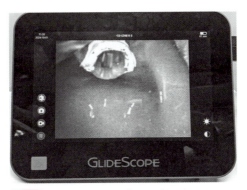

**図1** GlideScope ディスプレイ
高精細画面である．

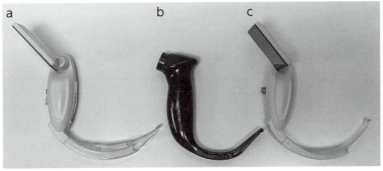

**図2** McGRATH MAC と GlideScope
a McGRATH MAC に MAC3 ブレードを装着
b GlideScope LoPro S3 ブレード
c McGRATH MAC に X blade（強弯型ブレード）を装着

## 強弯型ブレードは水かきをもたない

　McGRATH MAC の通常のブレード（MAC3）と X blade（強弯型ブレード）を比較してみましょう 図3．
　伝統的な直接視型喉頭鏡は，右口腔からブレードを差し込み，舌を左側によける役割がありました．水かきと呼ばれる舌をよけるための突起部分が，MAC3においてもあります．一方，X blade において水かきは非常に小さいです．
　大半の強弯型ブレードは，水かきをもちません．舌を左側によける役割がない

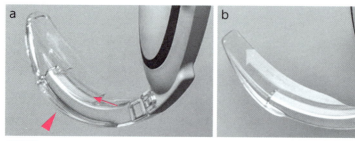

**図3** McGRATH MAC の標準ブレード（a）と強彎型ブレード（b）
a) ▶: 水かき，→: 段差もある

からです．

## 強彎型ブレードは薄型

　強彎型ブレードの多くは薄型です．水かきをつける必要がないことも関係しているのでしょうか．

　X blade は，薄型ブレードとしての役割ももちます．開口制限患者において有効である可能性があります．実際，X blade のパンフレットに「開口制限のある症例に」と書かれています．薄型ブレードがかろうじて入る程度の開口制限患者に遭遇する機会は多くはありませんが，たまに必ずあります．筆者であれば，そのような症例に対して X blade による喉頭展開後，右口角を極限まで助手に引っ張ってもらい（→ p.115），できたスペースから気管チューブを挿入しトライします．GEB や気管支ファイバースコープも活用するかもしれません．

　ちなみに，McGRATH MAC の通常のブレードの実売価格は 1,000 円程度であるのに対して，X blade は 3,000 円程度です．滅多に使われることはなく，エアウェイカートにお守りとして鎮座しているのではないでしょうか．

# CHAPTER 12

強弯型ビデオ喉頭鏡で語られるテクニック
〜弱弯型ビデオ喉頭鏡ユーザーも
　　知っておきたい〜

　　日本において 2012 年に登場した McGRATH MAC は，従来のマッキントッシュ型の直接視型喉頭鏡と外形が似ており気管挿管テクニックが大きく変わらない点で，スムーズに現場に受け入れられました．

　　一方，ビデオ喉頭鏡を直接視型喉頭鏡の延長として捉えず，新規デバイスとして捉える視点も必要なのではとも感じます．従来の直接視型喉頭鏡における常識や定石（囲碁において最善とされる決まった打ち方，物事を処理する際の決まった方法）を，「それは絶対ルールだから」とせず，ビデオ喉頭鏡において新たな常識・定石があってもよいのではないでしょうか．

　　強弯型ビデオ喉頭鏡を使わないユーザーであっても，強弯型ビデオ喉頭鏡のテクニックは勉強になります．

## 直接視型喉頭鏡において良好な声門直視こそ正義

　　直接視型喉頭鏡による気管挿管においては，声門の直視のために患者の体側の変形（sniffing position）が重視されました（➡ p.117）．「大きく頸椎を変形⇒声門のきれいな描出⇒素直な形状の気管チューブをスムーズに挿入」こそが直接視型喉頭鏡の操作美学でした．

## 強弯型ビデオ喉頭鏡テクニックはアナザーワールド

　　強弯型ビデオ喉頭鏡は，直接視型喉頭鏡とは別テクニックとなる部分があると心得なければなりません．気管挿管成功のためにも，合併症回避のためにもです．

　　そして，時に，ベストな視野の追求が必ずしも正しくありません．

# Sacrifice the view（視野を犠牲にしろ）

　このテクニックは，**弱弯型喉頭鏡においても時に役に立ちます**．ぜひ，おさえてください．

　ビデオ喉頭鏡，特に強弯型ビデオ喉頭鏡は，舌根を回避するようにブレードが喉頭に到達します．正しいブレード操作がなされていれば，声門が全くみえないといったケースは，まずないでしょう．筆者が実感する圧倒的に頻度が多い問題は，can visualize cannot intubate 現象です（➡ p.108）．声門部がみえているが，気管挿管できないケースです．

　この状況を打開するために，「Sacrifice the view（視野を犠牲にしろ）[1]」「ベストな視野が，声門にチューブを通すのに適していないのであれば（not good enough），たぶん，声門に近すぎる [2]」などとされます．

　**喉頭鏡を 1～2cm，手前に戻します** [1, 2]　**図 1b**．

　喉頭展開は不十分となりますが，しばしば，気管成功に結びつくとされます．いつも，うまくいくとは限りません．このテクニックは，McGRATH MAC の強弯型ブレード X blade の使用説明書にも記載されています．

　また，ブレードの前傾によっても，「視野は犠牲になるが」チューブがうまく進む可能性があります　**図 1c**．

# Sacrifice the view がなぜ有効なのか？

　声門の良好な視野より，制限された視野のほうが気管挿管が容易となる理由は諸説あります [2]．

- 単純に，カメラを引くと視野が広くなる

　広い視野によって，気管チューブを早期に（手前から）視野に捉えて方向変換をできます．当然，カメラの位置だけでなく，**気管チューブをもつ右手の動きが重要**となります．

　例えば，気管チューブ先端を声門に進めると，「惜しいけれど，どうしても食道に"落ちる"」ことがあります．このようなとき，手首の動きで声門に"上げよう"としますが，なかなかうまくいきません　**図 2a**．結局，声門に近すぎるのです．

　カメラと同様に，一旦，**気管チューブを後退させ，声門と距離をとってから再度進行させる**ことが重要です　**図 2b**．

# CHAPTER 12：強弯型ビデオ喉頭鏡で語られるテクニック〜弱弯型ビデオ喉頭鏡ユーザーも知っておきたい〜

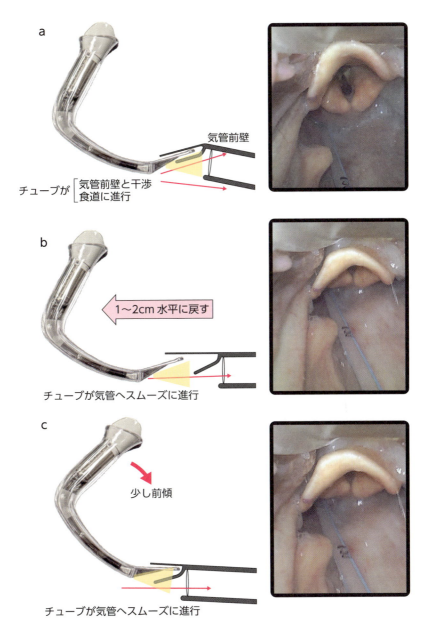

**図1　ブレード先端位置の調整とビデオ喉頭鏡画面**
a）POGO 100%，b，c）POGO 50%程度．POGOについては後述．
実際にPOGOのために撮影した画像ではなく，喉頭展開を撮影した映像を編集したイメージ画像．
黄色エリア：喉頭鏡の視野のイメージ．喉頭鏡ブレードは，UEスコープのディスプレイ以外のパーツ．

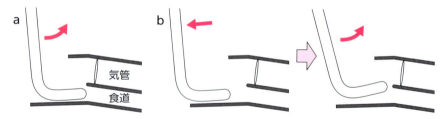

**図2** 気管挿管において気管チューブ先端が食道に"落ちる"とき，一旦下がることが重要

- 気管チューブの軸と喉頭軸（気管軸）があわない

やはり，can visualize cannot intubate 現象（→ p.108）の理由として，気管チューブの軸と，気管の軸（喉頭軸）の不一致があげられます．気管径にみあった（ある程度の太さの）気管チューブを留置したいとき，些細な角度であっても軸があわないと気管チューブは進行しません．

Sacrifice the view により，気管チューブの軸と，気管の軸を近くするのです **図1b**．

# POGO スコア **図3**

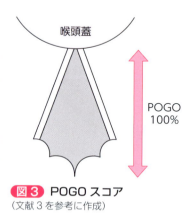

**図3** POGO スコア
（文献3を参考に作成）

近年，気管挿管手技に関わる試験において，POGO（percent of glottic opening）スコアが評価項目の一つとして採用されることが多いです．直接視型喉頭鏡による喉頭展開の程度を評価するための Cormack 分類がありますが，POGO スコア自体は，Cormack 分類のライバルとして提案されました[3]．声門がみえる割合（%）を示すものです．POGO は percent を含むので，例えば，POGO 50%と記載すると，「馬から落馬」と同様の重言となるのですが，多くの論文において%表示であるので（英語において重言は必ずしも回避されません），本書においても%表示します．

Cormack 分類において声門全体がみえると grade 1，声門の一部がみえると grade 2a，声門の下端か披裂軟骨がみえると grade 2b ですが，特に恐ろしく

CHAPTER 12: 強弯型ビデオ喉頭鏡で語られるテクニック～弱弯型ビデオ喉頭鏡ユーザーも知っておきたい～

幅がある grade 2a に問題がありました．要は，声門の大半がみえていても一部分がみえていても grade 2a です．POGO であれば，0～100%の間でスコアリングできるので，統計処理にも向きます．

　直接視型喉頭鏡全盛時代に開発された POGO スコアですが，近年，ビデオ喉頭鏡による気管挿管時の喉頭展開の評価項目として重視されます．当然，多くの臨床試験において，POGO スコアが高いほどよいとされました．

## POGO スコア＜50%を目指せ？

　GlideScope を用いた気管挿管において，声門の視野が良好［POGO 中央値70%（第1四分位数～第3四分位数 IQR 50～90%）］な患者の気管挿管に要した時間の中央値36秒（IQR 27～48秒）であったのに対して，声門の視野が不良［POGO＜50%，中央値10%（IQR 10～20%）］な患者の気管挿管に要した時間の中央値27秒（IQR 22～36秒）であり，統計的有意差をもって，POGO不良群の挿管時間が短かったとする報告[4]があります（95%CI 5～13秒）．

　同様に，C-MAC の D blade（強弯型ブレード）を用い，頸椎損傷を想定し頸椎固定された患者に対して，POGO 100%と POGO＜50%を比較した試験[5]があります．POGO 100%は，ブレード先端を挙上させ達成されました（ **図1c** の逆の動作）．POGO＜50%は，喉頭鏡を後退させることで達成されました（ **図1b** の動作）やはり，気管挿管に要した時間は，POGO＜50%群の中央値29秒（IQR 25～35秒）vs POGO 100%群の中央値34秒（IQR 28～40秒）でした（P=0.003）．

　やはり，「Sacrifice the view」ですね．強弯型ブレードにおいて強調されるテクニックですが，弱弯型ブレード使用時も，can visualize cannot intubate現象に遭遇したとき，想起したいです．

## スタイレットを少し抜き反時計回転する

**弱弯型ビデオ喉頭鏡においても使用されるテクニックです．**

　声門にうまく気管チューブ先端が進まないとき，気管チューブからスタイレットを3～5cm 程度抜いて，気管チューブを90°反時計回転させます[2]．気管チューブの開口部（ベベル）の裏面の弯曲を使う作戦です（→ p.102）．

　このテクニックにおいても，回転開始時点において，気管チューブ先端が，適

度に声門と距離があることが重要です．気管チューブ先端は鋭角に曲がることなどできません．気管チューブ先端がカーブするスペースが必要なのです．

気管チューブの留置に成功した後も注意が必要です（➡ p.97）．気管チューブを正中位に戻してから，スタイレットを抜去します．

## 喉頭鏡をさらに左に位置する

強弯型ビデオ喉頭鏡は口腔内挿入時，正中から入れます．従来の「舌をしっかり左によける」ステップが全くありません．よって，気管チューブを声門前に進める時点において，気管チューブが通る十分なスペースがない状況があり得ます．そのような場合，ブレードの先端を喉頭に位置しながら，ハンドルを左口角側によせて，正中に気管チューブを通すスペースを設け，丁寧に気管チューブを進めます[2]．

**参考文献**

1) Safe Airway Society. Hyperangulated videolaryngoscopy – Tips and tricks. https://www.safeairwaysociety.org/newsletter/HAVL/（最終閲覧 2024 年 2 月 9 日）
2) Bacon ER, Phelan MP, Doyle DJ. Tips and troubleshooting for use of the GlideScope video laryngoscope for emergency endotracheal intubation. Am J Emerg Med. 2015; 33: 1273-7.
3) Levitan RM, Ochroch EA, Kush S, et al. Assessment of airway visualization: validation of the percentage of glottic opening (POGO) scale. Acad Emerg Med. 1998; 5: 919-23.
4) Gu Y, Robert J, Kovacs G, et al. A deliberately restricted laryngeal view with the GlideScope® video laryngoscope is associated with faster and easier tracheal intubation when compared with a full glottic view: a randomized clinical trial. Can J Anaesth. 2016; 63: 928-37.
5) Cheong CC, Ong SY, Lim SM, et al. Partial vs full glottic view with CMAC™ D blade intubation of airway with simulated cervical spine injury: a randomized controlled trial. Expert Rev Med Devices. 2023; 20: 1-160.

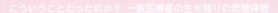
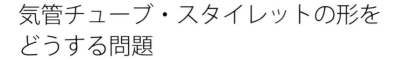

# 気管チューブ・スタイレットの形を どうする問題

　周囲の麻酔科医にスタイレット形状の好みについてインタビューすると，答えはバラバラです．エキスパートに独自のやり方やこだわりがあるのは当然です．エアウェイ管理に不慣れなのであれば，「スタイレット形状は好み」などといわず，世間でスタンダードとされる形をとり入れるべきと考えます．

## 気管チューブの形状にこだわりがない？

　気管挿管が予定されたとき，気管チューブカフのチェック・カフへの潤滑剤の塗布・スタイレットの挿入などを看護師が担う施設や病棟は多いのではないでしょうか．

　看護師に準備をお願いすることの是非を本章では問いません．ただ，用意された気管チューブをそのまま使う医師が少なくないことに驚愕します．

　気管挿管において，「3本の軸を一致させる（➡ p.37）」…等々こだわるのに，肝心の気管チューブの形に関心がないなどあり得ません．

> **筆者の研修医時代の先輩麻酔科医の教え**
> 「僕は，基本的にスタイレットは使わない．僕は気管チューブを声門に入れると思っていない．そーっと気管チューブを置く感覚なんだ．」

　先輩の言葉は，「麻酔科医になるお前はプロフェッショナルを追求しろ」というメッセージです．読者は，気管チューブ先端の声門通過において，麻酔科医は丁寧さを相当意識していることは知っていただきたいです．

　一方，麻酔科医として医師人生をスタートした筆者が「丁寧な声門通過」を，心理的余裕をもって意識できるようになったのは半年を過ぎてからです．それまでは，気管挿管成功!! or 失敗（失望↓↓）の日々でした．「丁寧な声門通過」を意識する心理的な余裕などもち得ませんでした．丁寧な声門通過は非常に重要ですが，一方で，一般的な医師が気管挿管に臨むとき，そこまでの心理的余裕はな

いのではないでしょうか．

　DAM の多くは，それを予期しない状況で起こります．麻酔科医であれば心理的余裕をもって態勢を立て直すことができるでしょうが（実際には，外見はクールにみえていても心は乱気流です），一般医療者はガタガタになります．最初から気管挿管成功へベストな体制で臨むべきであり，気管チューブ形状もその要素の一つです．初回の気管挿管手技で成功（first attempt success）が重視される時代でもあります．

## ビデオ喉頭鏡によってすべてがイージーとなったのか？ 図1

　直接視型喉頭鏡のテクニックは，左手による喉頭鏡操作テクニックといっても過言ではありませんでした．そして，良好な直接視野が得られたら，素直な形状の気管チューブの声門への挿入はそれほど難しくありません．声門は直視されているわけですから，気管チューブも直線的に挿入できるわけです．もちろん，良

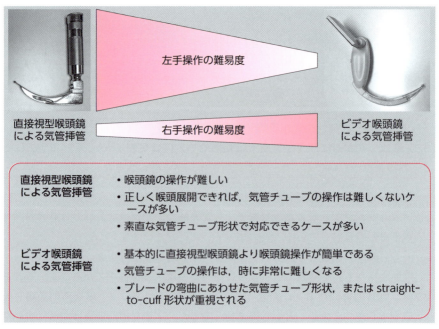

**図1** 直接視型喉頭鏡とビデオ喉頭鏡による気管挿管

CHAPTER 13：気管チューブ・スタイレットの形をどうする問題

好な視野が得られないとき，右手のテクニックが必要となる場面はあります．
　ビデオ喉頭鏡先端は，舌・舌根を回り込むように到達します．3本の軸理論をそれほど意識しなくても声門を画面に映すことはそれほど難しくありません．しかし，気管チューブ先端の喉頭への導きはやや難しく，さらに声門を通じた気管チューブ留置は，時に非常に難しくなります．口から喉頭・気管までの経路が曲がりくねっており，気管チューブはその曲がり道を素直に進まないからです．**右手の責任が重くなるのがビデオ喉頭鏡による気管挿管**なのです．

## スタイレット使用の利点と欠点

　気管チューブは出荷時点で，自然なカーブをもちます 図2．先の先輩医師はその自然な形状を利用して挿管するわけです．スタイレットの使用には利点と欠点があります．
- **利点**　気管チューブを手技者が好む形状に成型できる．
- **欠点**　スタイレットの硬さにより，声門や口腔咽頭組織損傷を起こす可能性がある．

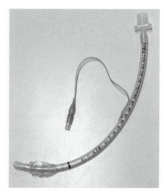

**図2** スタイレットを使用しないときの気管チューブの自然な形状

## スタイレットを使う or 使わない

　直接視型喉頭鏡による気管挿管において，スタイレットは必ずしも必須ではありません．気管挿管手技に自信がある医療者であれば「自分の好みの方法でやればよい」と筆者は考えます．手術室は，麻酔科医だけでなく気管挿管に慣れた介助看護師がいて麻酔器があり，可動性が高いベッドがあり，さまざまなDAMデバイスがあります．DAM宣言をすれば，日勤帯であれば麻酔科医が複数登場します．
　手術室以外の環境は，ICUであっても手術室ほどの戦闘力は望めません．悪環境の中で難易度が低いとはいえない気管挿管手技に臨み first attempt

successを目指すのであれば，最初からベストを尽くすべきではないでしょうか．

さらに，ビデオ喉頭鏡の使用において，スタイレットの使用は必須といえる状況となりました．後述します．

# 気管チューブへのスタイレットのセット

昔ながらの金属製スタイレット（リユーザブル）図3を使用していないですよね．ステンレス素材なのですが，ステンレスは非常に硬いため軟部組織損傷リスクが高いだけでなく，数十回利用すると金属疲労により突然破損し気管に金属片が脱落する事故が多数報告されています．

ディスポーザブルスタイレットが主流となりましたが，比較的，柔らかい製品からかなり硬い製品までバリエーションがあります．別の章で紹介しますが，強弯型ビデオ喉頭鏡に対して，弯曲にあわせたリユーザブルとディスポーザブル双方の硬性スタイレットが発売されています．これらは使用手順を厳密に守らなければなりません（→ p.110）．

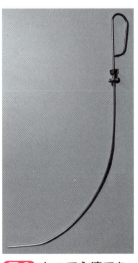

図3 かつて主流であったリユーザブル金属製スタイレット

筆者所属ICUで主に使用されるディスポーザブルスタイレット（メドトロニック）であれば，かなり柔軟である上に，金属をPVC（ポリ塩化ビニル）でカバーし，PVC表面はツルツルに加工されています．他社においてはシリコンコーティングされた製品もあります．以前のリユーザブルスタイレットにおいては，スタイレット先端への潤滑剤の塗布が必須作業でしたが，これらの製品であれば必ずしも必要ありません．イージーな気管挿管が予想される症例であれば，筆者は塗るべきではないと考えています．気管チューブの長期使用時，気管チューブ内に残った潤滑剤を起点として痰や血が絡み塊を作りやすいからです．

筆者は，スタイレットを気管チューブ先端まで位置することが重要と考えています．近年，スタイレットが挿入された状態で販売される気管チューブが増えました．スタイレットがやや浅くセット，あるいはやや抜けていることは珍しくありません．図4a．後端の曲がりは容易に変形できるので，気管チューブコネク

CHAPTER 13：気管チューブ・スタイレットの形をどうする問題

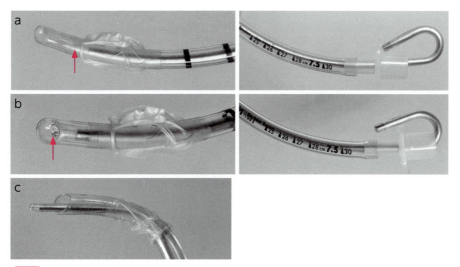

図4 スタイレット後端と先端
↑：スタイレット先端

タに絡むようにし，スタイレット先端を気管チューブ先端に近づけます 図4b．ただし，スタイレット先端が飛び出てはダメです 図4c．軟部組織損傷リスクが上がります．

## スタイレットによるさまざまな気管チューブ形状

気管チューブはそれ自体が弯曲をもちます．ただし，スタイレットレスであると，先端がなんらかの物体にぶつかると容易に変形し，コントロールは容易ではありません．間接視を前提とする（声門の直視を目指さない）ビデオ喉頭鏡においてスタイレットの使用はマストといえます．あるいは first attempt success（初回の気管挿管手技で成功）の重視が，最初からのスタイレットの使用を後押しします．

ビデオ喉頭鏡による気管挿管時のスタイレットの形状は非常に重要なテーマです．形状について整理しましょう．

C型 図5

アーチ型（arcuate），バナナ型とも呼ばれます．気管チューブがもつなだらかな弯曲を生かした形状です．スタイレット挿入後，弯曲の程度を手技者の好み

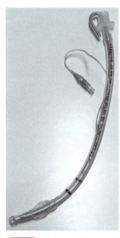

図5 軽い弯曲のC型

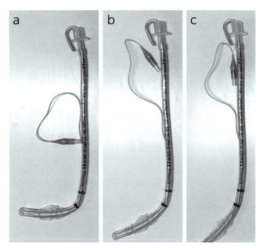

図6 ホッケー型・straight-to-cuff型

とします．筆者は，軽い弯曲のC型が好みでした 図5 ．ただし，ビデオ喉頭鏡の弯曲にあわせた形をC型と呼ぶ医療者もいます（後述）．

### ホッケー型 図6

文字通りホッケースティックの形状です．気管チューブのカフより近位部分で急激に折り曲げます．90°の折り曲げ角度をホッケー型と呼ぶこともあります．先端から8cm付近を折り曲げ部分とします．

### Straight-to-cuff型 図6

ホッケー型といっても折り曲げ角度はさまざまです．例えば，30°の折り曲げ角度をホッケー型と呼ぶことは難しいからでしょうか，ホッケー型をstraight-to-cuff型と呼ぶことがあります．後述しますが，スタイレット抜去時の合併症回避のために折り曲げ角度が小さいstraight-to-cuff型が望ましい議論が盛り上がってきたことも関係します．Straight-to-cuffとは「カフの手前までまっすぐ」を意味し，先端から8cm付近を折り曲げ部分とします．折り曲げ角度は90° 図6a ，強弯 図6b ，弱弯 図6c など，さまざまです．

### 強弯型ブレード用スタイレット J型

海外においてメジャーなC-MACビデオ喉頭鏡（カールストルツ・エンドスコピー・ジャパン）は，さまざまな形状のブレードをもち，弯曲が非常に強い（強弯型，hyperangulated blade）D-bladeもあります．GlideScope（アムコ）

CHAPTER 13：気管チューブ・スタイレットの形をどうする問題

は主力商品が強弯型です．McGRATH MAC においても，強弯型ブレード X blade があります．

舌を回避するように回り込む強弯型ブレードですが，そのカーブにあわせた強弯型ブレード用のスタイレット 図7 図8a が一部会社あるいはサードパーティーから発売されます．弯曲の程度もさまざまであり，C 型と呼ぶこともあれば 図8b ，大きく弯曲させた形状 図8c を J 型と呼ぶこともあります．

弱弯型ビデオ喉頭鏡使用時も同様に，ブレード形状にあわせた C 型が好まれることがあります．ブレードの後面を沿わせるように気管チューブを進めると，スムーズに気管チューブがビデオ喉頭鏡画面に登場します 図9a ．Straight-to-cuff 型が筆者の現在の好みですが，同様にブレード後面を沿わせて声門部前まで気管チューブを進めます 図9b ．

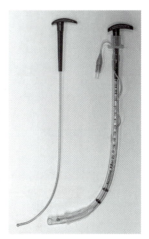

**図7** GlideScope 用スタイレット
非常に硬い．

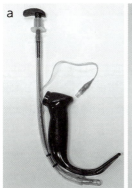
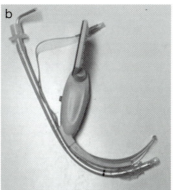
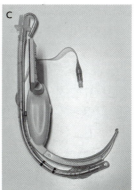

**図8** 強弯型ブレードにあわせたスタイレット形状
a) GlideScope ブレードとディスポーザルスタイレット ラージ．28,000 円/箱（10本）．GlideScope ユーザー以外が購入するケースもあり．
b, c) McGRATH MAC に X blade を組み合わせている．C 型（b），J 型（c）と呼ばれることもある．

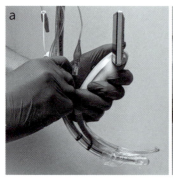
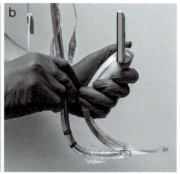

**図9** ブレードの後面に沿うように気管チューブ先端を進行

# 気管チューブの2カ所に角度をつける方法

　従来，スタイレットを入れた気管チューブに角度をつける部位（変曲点）は1カ所が常識でした．しかし，それは固定観念であったのかもしれません．日本人研究者から，2カ所に角度をつける方法が報告されます．2報告とも2カ所に曲がりができることにより，チューブの軸の変更が容易となり，チューブ先端の操作性や自由度が向上すると，筆者は解釈しています．

### 手元に角度をつけ支点とする方法[1] 図10

　気管チューブ後部（コネクタから8cm）にも60°の角度をつけます 図10．曲げた部分においた右手の第2指か第3指を支点とし，親指が力を入れる部分をずらすことで，先端の角度を容易に微調整する方法です[1]．気管チューブをペンホールド状に把持する従来のスタイルであれば，右腕の前後方向の動きで気管

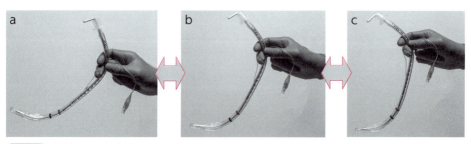

**図10** 気管チューブの手元に角度をつけ支点とする方法
（文献1を参考に作成）

CHAPTER 13：気管チューブ・スタイレットの形をどうする問題

チューブ先端をコントロールしますが，指の動きを利用する本法であればデリケートなコントロールができるとされました．従来通り先端付近だけを曲げた気管チューブと比較すると，気管挿管に要した時間（SD）は，後方の曲げなし群 21.3 秒（5.6 秒）vs 後方の曲げあり群 16.9 秒（3.8 秒）（P＜0.001）でした．右腕の伸展・外転・内旋運動なども減ったとされました．

　気管チューブの直線部分をペンホールドする従来のスタイルにおいても，指先によってチューブの横方向への回転運動を行います．前後方向の動きは腕で行いますが，それも指の動きを中心とする方法です．

### 二重曲げ法（double-curved tube）[2] 図11

　声門通過のために，気管チューブ先端を反時計回転させる方法は，頻用テクニックと言えます（➡ p.111）．しかし，口腔の正中に挿入したビデオ喉頭鏡ブレードに沿うように気管チューブを入れたとき，右手でチューブを反時計回転しようにも，ビデオ喉頭鏡と干渉します．

　気管チューブの前半分をブレードにフィットするカーブ形状とし，ブレードの終了部分付近を横方向に 45°の角度で曲げます．右口角からチューブを入れたとき，モニター上の声門の視界を遮ることがないとされました．

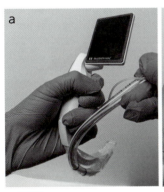 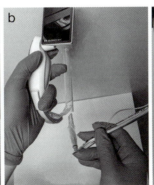 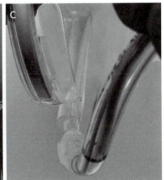

**図11　二重曲げ法**
a）チューブの先端付近はブレードの弯曲に沿うように曲げ，ブレードの後端付近から横方向に曲げる．
b, c）二重曲げ法により，喉頭鏡本体と干渉せず操作できる．中央の円筒は気管を模している．
（文献 2 を参考に作成）

## 筆者は宗旨替えをした

　宗旨替えとは信仰する宗教を変えることであり，それまでの信条や主張の大き

な変更においても使われます.

　本章冒頭に先輩麻酔科医師のコメントを紹介しました. 筆者はスタイレットを使用するものの, 考えは近かったです. 長年にわたって C 型をややなだらかにした形状 **図5** が好みでした.

　しかし, ICU において若手医師のビデオ喉頭鏡による気管挿管の助手を行うと, しっかり喉頭展開できているにもかかわらず, 声門へのチューブの挿入に若手医師が苦労します. 筆者が替わると可能であり, 手元の微妙な調整に差があると感じました. 直接視型喉頭鏡時代にはあまりなく, ビデオ喉頭鏡を用いるようになってからの現象です. 方法論の変更を迫られました.

　そして, ビデオ喉頭鏡との組み合わせはホッケー型が最適であると気がついたとき, 多くの文献において同じ考えが示され, straight-to-cuff 型と呼称されていました.

　現在のビデオ喉頭鏡使用時の気管チューブ形状の 2 大主流は, ブレードのカーブにあわせた形状 (この形状もしばしばC型と呼ばれます) と straight-to-cuff 型です **図6** **図8**.

## 参考文献

1) Wakabayashi R, Shiko Y, Kodaira T, et al. Efficacy of stylet angulation at the holding position during tracheal intubation with a videolaryngoscope: a randomized controlled trial. Sci Rep. 2021；11: 20713.
2) 角田尚之, 浅井　隆. ビデオ喉頭鏡 McGRATH™ MAC 使用時のスタイレット形状の工夫 ～二重曲げ法 (double-curved tube) の紹介. Medtronic Professional QuestTM Vol. 53. https://www.medtronic.com/covidien/ja-jp/clinical-education/catalog/tips-on-how-to-use-mcgrath.html# (最終閲覧 2024 年 2 月 9 日)

# CHAPTER 14

こういうことだったのか‼ 一般医療者の生き残りの気管挿管

# スタイレットを抜くときも注意が必要

直接視型喉頭鏡による気管挿管において，気管チューブ形状は，チューブのなだらかさを活かしたC型が一般的でした 図1．スタイレットもなだらかな形とします．

抜去の際も丁寧な医療者は，スタイレットの形を意識して抜去しました．チューブの弯曲に沿うように，すなわち弧を描くように抜くと抵抗は非常に少なく，スタイレット抜去時に抵抗を感じることはありませんでした．

前章で，ホッケー型・straight-to-cuff型などカフの根本部分で急激に曲がる形状，あるいは強弯型ブレード用スタイレットのようにチューブ先端近くで急激にカーブする形状が，近年重視されることを解説しました．右手の操作が要求されるビデオ喉頭鏡による気管挿管に対応するためです．

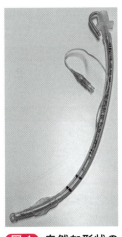

図1 自然な形状のC型

これらの形状のスタイレットを抜去するとき，従来のなだらかな気管チューブ形状よりはるかに注意が必要です．考えてみましょう．

## 少しスタイレットを抜くテクニック

次章で解説しますが，気管チューブ先端が声門手前で，気管チューブ先端の軸と気管の軸（喉頭軸）があわないとき，気管チューブからスタイレットを少し（2〜3cm程度）抜き，気管チューブの先端を柔軟とし「声門・気管にチューブをねじ込む」は頻用されるテクニックです．あるいは，強弯型ブレード用硬性スタイレットは，スタイレット先端を声門に絶対入れてはならないのがルールであり，声門手前でスタイレットの進行を止め，気管チューブだけを進めていきます．

## スタイレットを抜くと…

気管チューブからスタイレットを少しずつ抜いてみましょう．

### Straight-to-cuff 型 90° 図2

スタイレットを，2cm ⇒ 4cm ⇒ 6cm と抜くと，チューブの弯曲が増します．気管挿管時，ブレードに沿わせて気管チューブを進めているのであれば（正中位で進めているのであれば），チューブ先端は上方（気管前壁側）を向くことになります．気管の軸（喉頭軸）は下方向であるので，気管挿管を難しくします（➡ p.109）．

### Straight-to-cuff 型 80° 図3

90°とはわずかな角度の違いですが，2cm 抜去において，チューブ先端角度に違いが出ます．

### Straight-to-cuff 型 45° 図4

45°となると，スタイレットを抜去したときの先端の角度はかなり緩やかとなります．

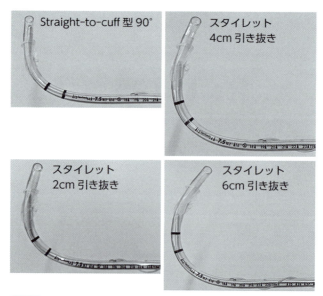

**図2** Straight-to-cuff 型 90°変形のスタイレットを気管チューブから抜去

CHAPTER 14: スタイレットを抜くときも注意が必要

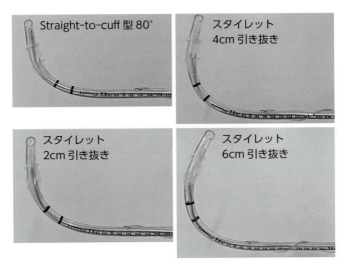

**図3** Straight-to-cuff 型 80°変形のスタイレットを気管チューブから抜去

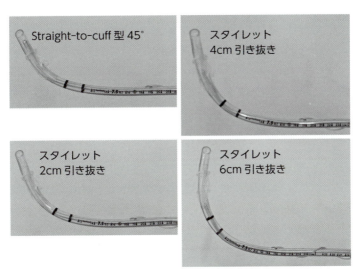

**図4** Straight-to-cuff 型 45°変形のスタイレットを気管チューブから抜去

## スタイレット抜去時,気管チューブの先端は跳ねる

以上のように,straight-to-cuff型のスタイレットを抜くにつれて,気管チューブ先端は,「跳ねる」ようなカーブを描きます.この現象を知って,「スタイレットを少し抜いて」と依頼するのか,知らずして依頼するのかで,気管挿管成功率は大きく変わるのではないでしょうか.

筆者は,曲がり角度が90°のstraight-to-cuff型では跳ねが強すぎるので,70°程度のstraight-to-cuff型が好みです.

## 気管にチューブ留置後のスタイレット抜去 図5

チューブ先端を気管に挿入できたら,スタイレットを抜かなければなりません.ホッケー型のような急角度の弯曲があるスタイレット抜去の注意点を考えて

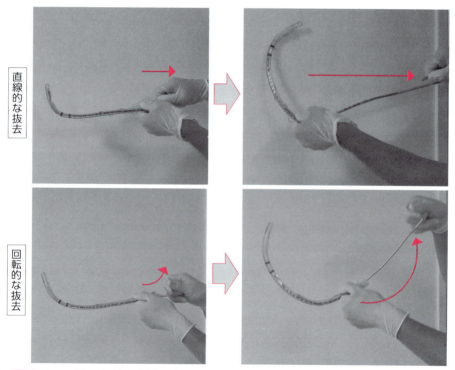

**図5** スタイレット抜去方法の違いによる気管チューブの変形の違い

CHAPTER 14: スタイレットを抜くときも注意が必要

みましょう．

**気管チューブから直線的にスタイレットを抜去　図5上段**

気管チューブが大きく曲がるのがわかります．スタイレットの弯曲が，チューブ内を無理やり通過するので，チューブは大きく曲がらざるを得ないのです．

**気管チューブから回転的にスタイレットを抜去　図5下段**

直線的抜去に比べてはるかに，気管チューブの動きは少ないです．

スタイレットを乱暴に抜去するシーンをみるとひやひやします．全身で最も繊細な声門部を，気管チューブは通過します．気管チューブに大きな力がかかると，声門組織にも莫大なストレスがかかります．声帯脱臼，披裂軟骨脱臼，反回神経麻痺などを引き起こしかねません．

## 正中位で患者足側に弧を描くようにスタイレットを抜去しなければならない

気管チューブをグリップする手を右横に倒して，声門部に気管チューブを通過させることはよくあります（➡ p.114）．しかし，**気管チューブの手元部分を横に倒したままのスタイレット抜去は厳禁**です．

スタイレット抜去のエネルギーが，声門の横方向に伝わります．声帯脱臼，披裂軟骨脱臼，反回神経麻痺などの合併症を誘発しにいくようなものです．

一旦，気管チューブを正中位に戻してから，スタイレットを抜去しなければなりません　図6．

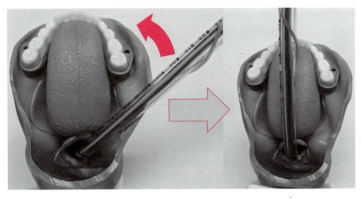

**図6** 気管チューブを正中位に戻した後，スタイレットを抜去しなければならない

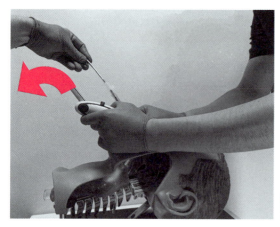

**図7** 患者の足側に弧を描くようにスタイレットを抜去する

　そして，スタイレットを患者の足側方向に弧を描くように抜去します **図7**．
　エアウェイ人形を使用し，抜管時のスタイレットによるストレスを評価した日本人研究者による実験があります[1]．Straight-to-cuff型の曲げ角度が大きいほどストレスが声門部にかかり，スタイレット抜去時の回転角度を大きくしなければならないことが示されました．

## ビデオ喉頭鏡全盛時代の新たなルールを理解しよう

　直接視型喉頭鏡による気管挿管において，ホッケー型・straight-to-cuff型といった気管チューブ形状を好む麻酔科医が皆無であったとまではいいませんが，少数派であったのは間違いありません．

　ビデオ喉頭鏡による気管挿管の気管チューブの形状として，ホッケー型・straight-to-cuff型か，ビデオ喉頭鏡のブレードの弯曲にあわせたC型が好まれます．いずれも，抜去時に相当な抵抗があります．「抵抗がある＝患者にダメージを与える可能性がある」と発想したいです．

　結局，ビデオ喉頭鏡によりトータルとして患者への侵襲性は減ったのですが，気管チューブ形状に関するダメージは，必ずしも減ったとはいえないのです．

**参考文献**
1) Kotoda M, Oguchi T, Mitsui K, et al. Removal methods of rigid stylets to minimise adverse force and tracheal tube movement: a mathematical and in-vitro analysis in manikins. Anaesthesia. 2019; 74: 1041-6.

# CHAPTER 15

こういうことだったのか!! 一般医療者の生き残りの気管挿管

# 気管チューブ先端形状を意識しなければならない

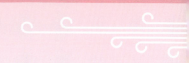

　気管挿管は，狭い場所（声門）に比較的太いチューブを入れる作業です．気管チューブ先端は斜めに切られており，開口部をベベルと呼びます．この斜め先端形状を理解し使いこなせるかが，気管挿管の成功を左右するケースが少なくありません．

## 一般的な気管チューブ先端形状

　一般的な気管チューブ先端は，先端の開口部（ベベル）が左側に開口しています 図 1a, b ．
　多くの製品は，ベベルを横からみると先端が丸く加工されています（ラウン

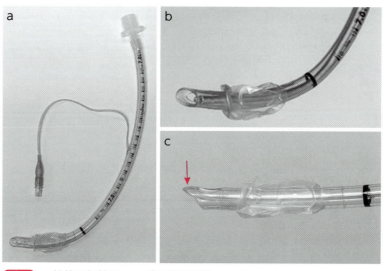

図 1　一般的な気管チューブの先端形状
製品名：Shiley スタンダード気管チューブ（メドトロニック）

ドチップ形状）図1c →.

## なぜベベルは左横を向くのか？

諸説あります．
- 直接視下喉頭鏡による気管挿管において，右口角からブレードを口腔内に入れます．左向きベベルであれば右側から喉頭に近づくので，視野を妨げません[1] 図2．
- 麻酔科医は，気管挿管時気管チューブを横に寝かせて（右にローテートさせて）挿管するケースが多く，ベベルは上を向きます．声門はいわば三角形であり，その形にフィットして通過します（筆者知人麻酔科医説）図3．
- かつての気管チューブは非常に硬い素材でした．右側から喉頭に近づいた気管

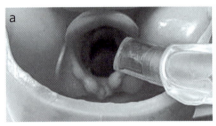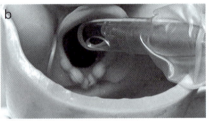

**図2 ベベルの向きによる声門の視認性**
a) 左を向くベベルであれば，声門の視野が妨げられない．
b) 右を向くベベルであれば，声門の視野が妨げられる．
（文献1を参考に作成）

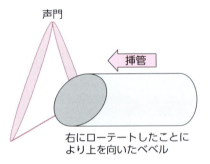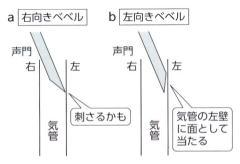

**図3 ベベルが上を向くと，声門通過に向く**

**図4 ベベルの向きと気管左壁との関係**

チューブのベベルが右側に開口すると，気管の左壁に先端が刺さる構図となります 図4a．左側に開口したベベルであれば，ベベルが面として気管の左壁に接し，滑るのではないでしょうか（筆者の推理）図4b．

## 喉頭蓋や披裂軟骨に干渉するとチューブは進行できない

ビデオ喉頭鏡による気管挿管時，声門はしっかり捉えられており，もう少しなのに気管チューブが進まない…といったトラブルは少なくありません．Can visualize cannot intubate 現象です．また，GEB 使用時に多い原因として，喉頭蓋・声帯・披裂軟骨などと気管チューブ先端の干渉があります 図5．GEB の先端はしっかり気管に位置するのにに何故??? と途方にくれますが，無理して押しても，全く進行しません．喉頭蓋損傷や披裂軟骨脱臼といったトラブルにつながりかねません．

**声帯や披裂軟骨との干渉は右側が多い**とされます[1]．気管チューブのベベルは左側に開口するので（右側がとがっているので），そして右口角側から気管チューブが挿入されるケースが多いので，**干渉するとしたら右**であるのは理解しやすいのではないでしょうか．また，気管チューブ先端が食道側に進行するため，声門に進めるために先端をもちあげる動作（hang up，意味は吊り上げ）をしたときは（図5b の構図），**右披裂軟骨との干渉が多い**[1,2] ことを読者は心に留めてください．

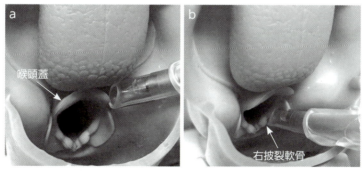

図5　ベベルと喉頭蓋や披裂軟骨との干渉

# Counterclockwise rotation

喉頭蓋や披裂軟骨による干渉が考えられるとき，counterclockwise rotation（CCR：反時計回転）テクニックが頻用されます[1-4]．

① **まず，少し戻します**（わずかでよいので気管チューブを手前に引きます）．この作業が重要です．一旦，干渉を解除します．
② 次に気管チューブを，90°反時計（左回り）回転しながら進めます．ベベル面が下を向きます．「回転させる」のではなく「回転させながら進める」が重要です．抵抗のある場所でグリグリすると，軟部組織損傷に容易に結びつきます．チューブ先端は，人体の中でも最もデリケートな部位に位置することを忘れてはなりません．

なぜ左回り？ ですが，おそらく以下の理由です．
- 食道（下部）に進もうとするチューブ先端を気管（上部）に進めるために，見上げる（hang up）方向に進行させたいとき，ベベルは下を向いているほうが好都合である 図6．
- 通常の気管挿管手技は，舌を左によけ，右口角からチューブを進行させます．よって，左向きに進行しており，左側方向へのパワーがあります．左回りであると，進行する方向と回転の向きが一致します．
- 喉頭蓋との干渉時 喉頭蓋の下を潜り込むようにチューブが進みます 図6．
- 披裂軟骨との干渉時 右披裂軟骨との干渉が多いわけですが，右披裂軟骨部は右上方に斜めの傾きです．90°時計回転より，90°反時計回転のほうが解除される可能性が高いです．

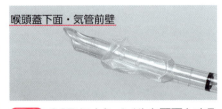

図6 CCRによりベベルを下面とすると好都合が多い

# 時計回転でもよいかも

気管チューブが進まないトラブルに遭遇したとき，喉頭蓋との干渉なのか，披裂軟骨との干渉なのか，あるいは他の原因なのかなど，その場で追及する心理的余裕はありません．筆者周囲の麻酔科医にこのようなトラブル時，どのように対処するか聞きましたが，90°時計回転というスタイルも多かったです．

CHAPTER 15: 気管チューブ先端形状を意識しなければならない

　先に，「左側方向へのパワーと左回りの一致」を説明しましたが，逆に，チューブの先端が声門組織を左側に押すため気管近位部の軸が左側にゆがみ，反時計回転の障害となるとする考えもあります[3]．小児において時計回転の成功率が高かったとする報告があります[5]．正中アプローチ（気管チューブを右口角側から進めるのでなく，頭部の正中矢状断に沿って挿入）であれば，反時計回転・時計回転で成功率に差はなかったとする報告もあります[3]．
　筆者は，気管チューブ先端（ベベル）が左を向くことによる問題を認識し，90°反時計回転でも90°時計回転でもよいのでアクションを起こすことが重要と考えます．また，チューブを手元で90°ひねっても先端はそれほど回転しないとされます．それも意識しましょう．

## 声門部への気管チューブの入射角も問題となる

　気管チューブ先端が，喉頭蓋や披裂軟骨を過ぎれば，ベベルの向き問題が終わりではありません．
　気管チューブと気管がなす角度が大きく接触すれば，チューブが進まない原因となります[1]　図7a．
　この場合は，90°時計回転がよいとされます　図7b．
　ただし，多くの気管チューブの先端は丸く加工されており（ラウンドチップ形状）　図1，90°反時計回転であっても進行する可能性はあります　図7c．

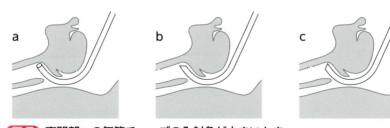

**図7**　声門部への気管チューブの入射角が大きいとき
（文献1を参考に作成）

## 経鼻挿管においても反時計回転

　経鼻挿管のために気管チューブを鼻から10cm程度挿入すると，進まなくな

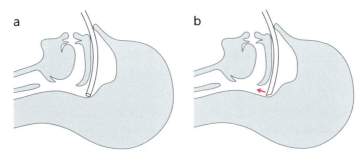

**図8** 経鼻挿管と気管チューブ先端方向
（文献1を参考に作成）

ることがあります[1] **図8a**. このような場合，90°反時計回転すると，口腔側に進みやすくなります **図8b**. 気管チューブ先端のラウンドチップ形状もそれを助けます．

# パーカー気管チューブはスゴイ

　左側への気管チューブ先端の開口 **図1** は，"大昔"に定められたものであり，現代の視点から考えると根拠に乏しかったのかもしれません．それゆえに，反時計回転，時計回転などといったテクニックができた面があるのではないでしょうか．

　パーカー気管チューブ（エム・シー・メディカル）は，気管挿管成功率を上げるために先端形状を工夫した製品です **図9b**. 実際，気管挿管成功率が向上したとする報告があります[6,7]．この製品であれば，反時計回転，時計回転などと考える必要はありません．先端のベベルは下向きに開口し，上面は丸く鳥のくちばしのような形状であり柔軟加工もされています．Hang up（見上げる）動作

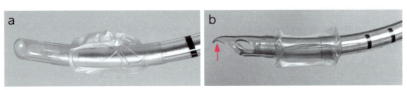

**図9** 一般的な気管チューブとパーカー気管チューブ先端形状
a) 一般的な気管チューブ．
b) パーカー気管チューブ先端（→）は柔らかく加工されている．

CHAPTER 15:気管チューブ先端形状を意識しなければならない

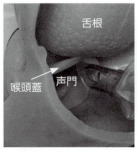
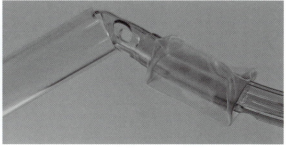

**図10** パーカー気管チューブ先端の hang up（見上げる）動作時のイメージ
パーカー気管チューブの先端の弯曲や柔軟性により声門に向かいやすい．

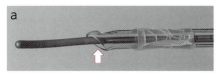
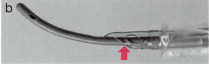

**図11** 気管チューブ（径 7.5mm）先端と GEB（14Fr）の隙間（段差）
a) 一般的なチューブであればかなりの隙間⇨があり声門通過時の抵抗となる．
b) パーカー気管チューブにおいて隙間➡が大きく減少する．

をするときも，そのまま進行させればよいです **図10**．GEB や気管支ファイバースコープを通すとき，気管チューブとの段差も減少します **図11**．わずかな段差が声門への気管チューブ進行の障害となるので，段差減少の意味は大きいです．カフライン接続部の改良も行われました **図12**．

　ICU は若手医師の教育の場と考える筆者にとって，パーカー製品の扱いは難しいです．気管挿管の安全性向上に役立ちますが，反時計回転・時計回転コンセプトを教える機会が失われます．麻酔科医があえて本製品を自施設に選ばない理由として，「（テクニックをもつ）自分たちには必要ないから」もありそうです．何を重視すべきか難しいですね．

　筆者は，今後増える可能性がある麻酔科医や救急医が管理しない ICU（アメリカはすでにこのスタイルです）において，本製品の重要性があるのではと考えています．

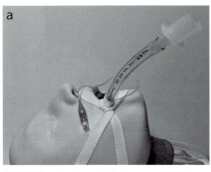 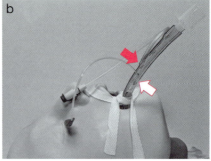

**図12** パーカー気管チューブは経口気管挿管時のテープ固定にも向く

a) 通常の気管チューブのカフライン（カフにエアを入れるための細い管）は気管チューブの中央付近に接合部があるため，顔面へのテープ固定時，テープとカフラインが干渉し固定に難渋する．余談であるが，カフラインが中央付近にあるのは，経口気管挿管時，余った近位部分をカットしチューブの体外部分を短くするためであるとされる．

b) パーカー気管チューブのカフライン⇨やカフ上部吸引ライン➡は，気管チューブコネクタ近くに接合部があるため，テープ固定時の煩わしさがない．2024年に行われた改良．

## 魂は細部に宿る

本章を読んで読者はどう感じたでしょうか．オタクな話と感じたでしょうか．

小さな工夫が勝負を分けるのがエアウェイ確保です．チューブ先端にこだわるのは当然と思えるかどうかが，生き残りの気管挿管です．

**参考文献**
1) Ho AM, Ho AK, Mizubuti GB. Tracheal intubation: the proof is in the bevel. J Emerg Med. 2018; 55: 821-6.
2) Marfin AG, Iqbal R, Mihm F, et al. Determination of the site of tracheal tube impingement during nasotracheal fibreoptic intubation. Anaesthesia. 2006; 61: 646-50.
3) Lai YY, Chang CM. Clockwise versus counterclockwise rotation of endotracheal tube when using videolaryngoscopy in children. Anesth Analg. 2019; 128: e35.
4) Choudhry DK, Brenn BR, Lutwin-Kawalec M, et al. Effect of 90° counterclockwise rotation of the endotracheal tube on its advancement through the larynx during nasal fiberoptic intubation in children: a randomized and blinded study. Paediatr Anaesth. 2016; 26: 378-83.
5) Zhang B, Gurnaney HG, Stricker PA, et al. A prospective observational study of technical difficulty with glidescope-guided tracheal intubation in children. Anesth Analg. 2018; 127: 467-71.
6) Baraka A, Rizk M, Muallem M, et al. Posterior-beveled vs lateral-beveled tracheal

CHAPTER 15: 気管チューブ先端形状を意識しなければならない

tube for fibreoptic intubation. Can J Anaesth. 2002; 49: 889-90.

7) Kanazi GE, El-Khatib M, Nasr VG, et al. A comparison of a silicone wire-reinforced tube with the Parker and polyvinyl chloride tubes for tracheal intubation through an intubating laryngeal mask airway in patients with normal airways undergoing general anesthesia. Anesth Analg. 2008; 107: 994-7.

# CHAPTER 16

# Can visualize cannot intubate 現象を考える

気管挿管経験が乏しいのであれば，方法論で乗り切るしかないのではないでしょうか．気管挿管経験が乏しい，あるいは機会が少ない医療者が，困難を乗り切るための方法論を筆者は長年考えてきました．そのための本章です．

ビデオ喉頭鏡を使って喉頭蓋や声門を視認できないことは，まずありません．一般診療科医師が「喉頭蓋がみえません」というときは，ブレードを深く入れすぎ食道にブレード先端が到達しているケースが大半です（➡ p.60）．

気管挿管手技に不慣れな一般診療科医師がビデオ喉頭鏡によって気管挿管できないケースは，「Can visualize cannot intubate 現象（声門を視認できるが，気管挿管できない現象)」が少なくないです．「ばっちりみえるのに入れられない」矛盾？ によって，さらに焦りうまくいかないシーンをみかけます．

筆者は，弱弯型であろうが強弯型であろうが，ビデオ喉頭鏡による気管挿管のビッグテーマは，「Can visualize cannot intubate 現象を乗り越えられるか」であると考えています．

## チューブやカテーテルを正しく進めるためは軸をあわせなければならない

筆者は，軸をあわせることの重要性を伝えたいとき，手元にあるボールペンを分解し説明に使用します[1]．

外筒と芯の軸が一致していれば，簡単に戻せます 図1a ．

軸がわずかにずれると，意外にも相当抵抗があり戻せません 図1b ．

ボールペンですら，戻せないのです．医学においても"管"を扱うとき，「軸をあわせる」ことを常に意識しなければなりません．

CHAPTER 16：Can visualize cannot intubate 現象を考える

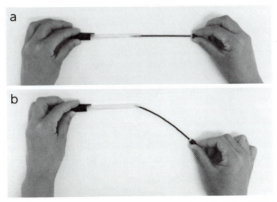

**図1** ボールペンを用いた軸の一致の重要性の説明
（文献1より引用）

# Can visualize cannot intubate 現象を理解するために

　Can visualize cannot intubate 現象への対応が，なぜ難しいのかを考えるために以後，簡略化したモデルを使用します　**図2**．
　ビデオ喉頭鏡のブレードの先端は舌のカーブを回り込むので，先端近くのカメラは咽頭軸の視線で声門を映します　**図2b**．ばっちり声門部がディスプレイに映ります．
　一方，気管チューブを声門を通じて気管に留置したいわけですが，咽頭軸と喉頭軸（気管軸）は全く一致しません　**図2b**．この状況で単純に気管チューブを

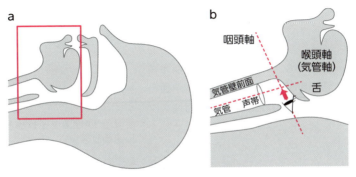

**図2** 喉頭軸（気管軸）と咽頭軸が一致しないとき

109

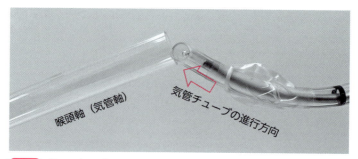

**図3** Can visualize cannot intubate 現象において気管チューブの進行が妨げられるイメージ
筒は気管のイメージ，⇨：気管チューブの進行方向

前進させると，気管壁前面にぶつかり動かなくなります **図3**．軸が全くあわないからです **図1b**．

# 硬性スタイレットのルール

　かつてのリユーザブルスタイレットといえば，ステンレス製であり非常に硬いことに特徴がありました．現在，ディスポーザブルスタイレットが主流となりましたが，ステンレス製より柔らかいものの，かなり柔らかい製品から相当硬い製品まで，メーカーにより差があります．さらに，強弯型ビデオ喉頭鏡用として，硬性スタイレットが「復活」しています．

　特に，ビデオ喉頭鏡による気管挿管において，硬性スタイレットの先端を声門手前にとどめるのがルールです．ビデオ喉頭鏡による気管挿管時，チューブの先端が通るルートは曲がりくねっています．硬性スタイレットを気管チューブの先端に収めたまま進行すると，スタイレット先端は強く前方に押しつけられるように変形しながら進行します **図4** ⇨．気管チューブは柔らかく

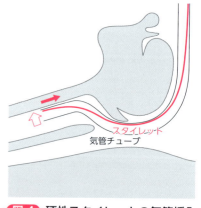

**図4** 硬性スタイレットの気管挿入によるリスク
⇧：スタイレットは前方に強く圧がかかる変形をする．
➡：スタイレット抜去時，気管や声門組織に強いストレスをかける．

ても，スタイレットの硬さがチューブ越しに軟部組織に伝わります．声門通過時のみならず，スタイレット抜去時に気管・声門組織前方に強いストレスがかかります 図4 →．実際，日本においてメジャーではありませんが海外において強弯型ビデオ喉頭鏡の象徴的存在である GlideScope（アムコ）において，軟部組織損傷の報告が少なからずあります．

柔らかいスタイレットにおいても，同様のストレスはかかり得ます．特にスタイレットの抜去時，できる限り丁寧に行わなければなりません．

## 強弯型ビデオ喉頭鏡における気管挿管テクニック
## Can visualize cannot intubate 現象においても頻用されるテクニック

以下に，強弯型ビデオ喉頭鏡使用時に推奨されるテクニックを紹介します．強弯型でなくても can visualize cannot intubate 現象 図2b を乗り切るために頻用されるテクニックです．

① 喉頭蓋付近まで気管チューブを進めます 図5a ．ここで声門に近づきすぎないことがコツです．気管チューブが曲がりながら進行するためには，気管チューブが曲がるためのスペースが必要だからです．
② スタイレットを3cm程度抜きながら，同時に反時計方向に90°回転させながら気管チューブを前進させます 図5b ．
③ 気管チューブ先端が喉頭前面を滑るように反時計回転の角度を微調整し，さらに気管チューブを進行させながらスタイレットを抜去します．

声門部を傷つけないためにも，スタイレット先端を喉頭蓋付近にとどめ，硬い軸（スタイレット）の特性を活かし，気管チューブを進める方法です．

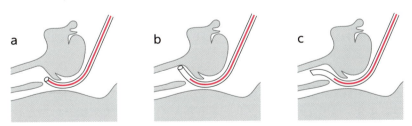

図5 スタイレットを抜きながら気管チューブを先進させるテクニック

## 気管チューブ先端形状を意識することも重要

　通常の気管チューブ先端（ベベル）は，左方向に開口しています 図6a．横からみると，先端は少し丸みを帯びています．

　気管チューブを反時計方向に90°回すことによって（counterclockwise rotation），気管チューブの丸みを帯びた部分が，気管前壁に接し，気管チューブ先端が足元方向へ滑りやすくなります 図6b．

　また，パーカー気管チューブ（エム・シー・メディカル）は，チューブ先端の彎曲をもった面が上を向き，開口部（ベベル）が下を向く特徴があります 図6c．気管チューブ先端が声門や気道の前面に押しつけられながら進むとき 図5c に，非常に有利な形状です．実際，気管挿管の成功率が高まったとするといった報告は多くあります．パーカー気管チューブであれば，counterclockwise rotationは必要ないし，意味もありません．

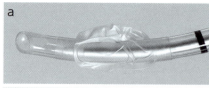
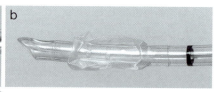
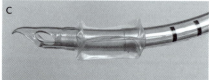

図6　気管チューブ先端形状
a) 一般的な気管チューブ．先端の開口部（ベベル）は左横を向く．
b) 90°反時計回転によりベベルは下を向く．
c) パーカー気管チューブ先端．

## なぜビデオ喉頭鏡による気管挿管において C型は時に難しさを抱えるのか

　かつて，ナチュラルな気管チューブ形状をC型と呼び，スタイレットを使用したとしてもそれに近い形状を指しました 図7a．チューブ全体が大きな彎曲です．近年，ビデオ喉頭鏡のブレードのカーブにあわせた形状をC型と呼ぶ場合があります 図7b．ストレート部分とカーブ部分が分かれます．カーブの大きさは，かつてのC型に比べると小さいです．本章におけるC型は，「かつてのC型」を想起して読み進めてください．

CHAPTER 16: Can visualize cannot intubate 現象を考える

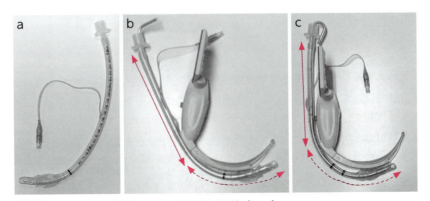

**図7** かつてのC型 (a) と，近年のC型 (b, c)
b, c) 実線矢印部分はストレート，破線矢印部分はブレードの弯曲にあわせている．

　直接視型喉頭鏡による気管挿管において，ゆるやかなカーブ形状の気管チューブ **図7a** が問題になることはありませんでした．直接声門がみえているのであれば，素直に挿入するだけだったのです．スタイレットは必須ではありませんでした．

　ビデオ喉頭鏡使用時も，かつてのC型によるアプローチは可能ではないかと思わないでしょうか **図8a**．実際には，上顎が気管チューブと干渉するので不可能です **図8b**．カーブが大きすぎます．

　ビデオ喉頭鏡による気管挿管は，舌などの組織の変形を最小限とする方法ですが，気管チューブを狭いスペースを通じて進行させるテクニックともいえます．そのために，狭いスペースにおける取り回しがよいホッケー型やstraight-to-cuff型が好まれるようになったと筆者は理解しています **図8c**．

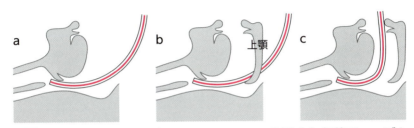

**図8** かつてのC型 (a・b) とstraight-to-cuff型 (c) 気管チューブと気管挿管ルートとの関係

# 気管挿管のフェーズによって気管チューブをあわせる面をチェンジする

　先のスタイレットを抜きながら気管チューブを進める方法は、一つのテクニックだけではなく、複数のテクニックを組み合わせて、なんとか気管チューブの声門への挿入を目指す方法です．ポピュラーな方法ではありますが、決して簡単ではありません．

　ここからは、スタイレットによりホッケー型または straight-to-cuff 型となった気管チューブを前提とします．

① 気管チューブを声門近くに安全に誘導するには，**矢状面**を意識したいです．
ブレード下面に沿うように気管チューブを進めると，比較的安全にビデオ喉頭鏡画面に気管チューブ先端が登場します 図9 図10 図11a．

② このまま進行させ気管挿管できるときもあります．Can visualize cannot intubate 現象であるとき，声門とチューブ先端の位置関係は 図3 の構図である可能性が高いです．**チューブ先端が斜め上方向を向いている**ことにより，斜め下方向を向く喉頭軸（気管軸）とクロスします．

③ 気管チューブ先端をその位置のまま，気管チューブを時計回転させましょう．

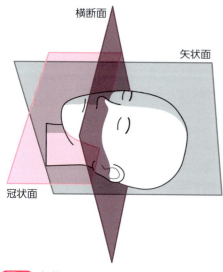

図9　矢状面・横断面・冠状面

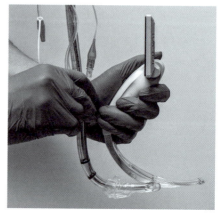

図10　矢状面を意識しブレード後面を沿わせるように気管チューブ先端を進行

CHAPTER 16：Can visualize cannot intubate 現象を考える

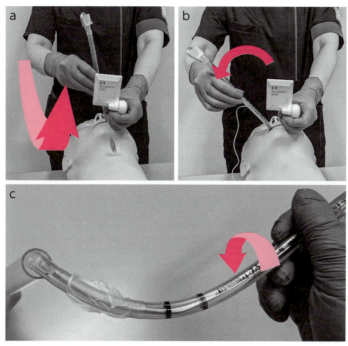

**図11** 矢状面⇒横断面⇒冠状面のすべてを活用して気管挿管する

　**横断面**を意識します．**図11b**．
④ ここからは**冠状面**の勝負です．気管チューブを横に倒したことによって，**チューブ先端をわずかでも下方向に向けることができます**　**図11c**．チューブ先端の軸を喉頭軸（気管軸）に近づけることにより，声門に挿入できる可能性が格段に上がります．もちろん，スタイレットを抜きながらチューブを進めるテクニックの併用もありです．**図11**の動きを，下顎（舌）と上顎にはさまれた幅が狭いスペースにおいて行うにあたって，ホッケー型・straight-to-cuff 型の必然性がわかるのではないでしょうか．
⑤ ある程度気管チューブの先端が気管に入れば，チューブを再び正中に戻し進めます．

## 右口腔にかなり広大なスペースがある

　直接視型喉頭鏡，ビデオ喉頭鏡を問わず，ブレードでしっかり舌を左によける

のが基本のキです［ただし，強弯型ブレードにおいては，正中からブレードを挿入するので，舌をよける作業はありません（➡ p.71）］．

よって，先の 図11c は，その比較的広いスペースを活用して行うので，チューブの取り回しが行いやすいです．必要に応じて，助手に右口角を引っ張ってもらいましょう 図12．口角は容易に伸びるので，チューブの動きがさらに楽になります．

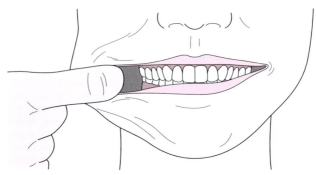

図12 口角は簡単に大きく伸びる

**参考文献**
1）小尾口邦彦．ER・ICU 診療を深める 2 リアル血液浄化 Ver.2. 中外医学社；2020.

# CHAPTER 17

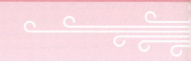

こういうことだったのか!! 一般医療者の生き残りの気管挿管

## Sniffing position

---

**筆者の研修医 1 年目時のエピソード**

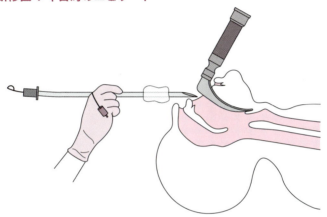

**図1** ストレートな気管チューブにより見事挿管された

外勤先で麻酔導入（当時，研修医の外勤は許された）．筆者は医師になって数カ月の素人麻酔科医であり，外勤先麻酔科医が指導．
**筆者**「この患者さん，気管挿管が非常に難しいです（半泣き）．」
**A 指導医**「どれどれ，おー，確かに難しいな．こういうときはこうするんや…」
指導医は，患者頭下の枕を抜き，患者の頭部を極度の後屈位とし，患者頭元でしゃがみこんだ．ほとんどストレートな形状にした気管チューブを見事挿管した 図1．
**感激の筆者**「挿管が難しいときは，こうするのですね…」

> 研修医 2 年目のとき，B 指導医に，先のエピソードを話す．
> 筆者「すごかったんですよ．ストレートな気管チューブを見事に入れて…」
> B 指導医「あほっ，そんなわけないやろ．全く逆だ．気管挿管は難しいときほど，sniffing position にこだわらなければならないのだ．」

かつて，指導医により気管挿管理論・教育はバラバラでした．筆者の研修医 1 年目時代，指導医によって全く異なる教育を受け，完全にカオスでした．一人で DAM に対応できるとは思えず，悶々とした時間を過ごしたことを覚えています．

筆者は医師 2 年目に，B 指導医に，気管挿管テクニックだけでなく，さまざまなことを学びました．B 指導医への感謝の念は今も続きます．恩師です．

研修医 1 年目の筆者が遭遇した DAM エピソードにおいて，指導医は患者頸部を極度に後屈させ，ストレートに近い形状の気管チューブを挿管しました．今から考えると，喉頭直達鏡下微細手術（声帯ポリープ切除などのラリンゴマイクロサージェリー）の体位でした 図2 ．

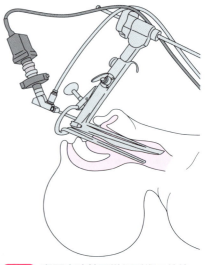

図2 喉頭直達鏡下微細手術の体位

# Sniffing position（スニッフィングポジション） 図3

「sniff」の意味は「匂いを嗅ぐ」であり，首を傾け鼻を前に突き出して臭いをかぐ姿勢です 図3a ．志村けんさんが「アイーン」としたときの頭位とも解説されます 図3b ．首を傾け，さらに下顎を前に突き出して行う「アイーン」のポーズは，まさに triple airway maneuver（頭部後屈・下顎挙上・開口）の下顎挙上・開口を満たしています 姉妹書参照 ．

CHAPTER 17：Sniffing position

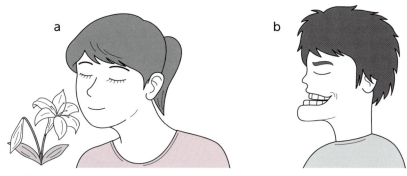

**図3** Sniffing positionと「アイーン」のポーズ

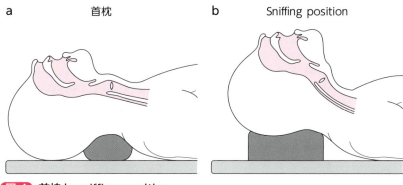

**図4** 首枕とsniffing position

## 首枕・肩枕体位はsniffing positionではない

　かつて，一般病棟から気管挿管ヘルプコールがあり駆けつけると，丸められたバスタオルが，首や肩の下に入れられ「準備しておきました‼」といわれることは珍しくありませんでした．首枕，肩枕です 図4a ．Sniffing positionとは違います 図4b ．

　もちろん，首枕・肩枕は頭部後屈につながるので，気道開放テクニックとして優秀です．**Sniffing positionも気道開放テクニックとして優秀**です．

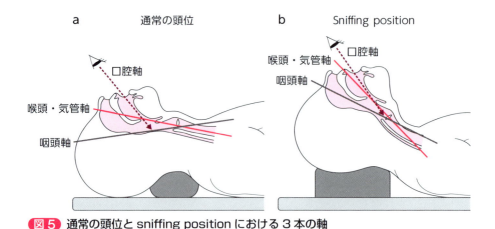

**図5** 通常の頭位とsniffing positionにおける3本の軸

## 3本の軸を用いたsniffing positionの意義の説明

　喉頭鏡による喉頭展開の意義は，古くから3本の軸を用いて説明されてきました．
　気管挿管ルートは，口腔から始まり，咽頭を通過し，喉頭・気管に至るわけですが，それらの中心線（口腔軸，咽頭軸，喉頭・気管軸）に注目すると，それぞれのもつ角度が全く異なります　図5a ．口腔軸が手技者の目線となります．当然，口の中をのぞきこんでも，声門がみえるわけがありません．
　Sniffing positionをとることにより，3本の軸の角度が近くなります　図5b ．軸があえば，視野を妨害する舌根部などをマッキントッシュ型など直接視型喉頭鏡によって圧迫解除することにより，声門部を直視できるわけです．
　実際，気管挿管が容易な患者に良好なsniffing positionをとると，直接視型喉頭鏡を用いた気管挿管において，「声門部が真下に」みえます．もちろん，斜めの視野なのですが，真下と感じるぐらい直視できます．
　近年，3本の軸以外の理論も提唱されました（→ p.38）．

## Sniffing positionは容易に頭部前屈・顎先低下体位となる

　枕を上げれば上げるほど，sniffing positionとしたつもりが，顎が下方を向きがちです　図6 ．当然です．
　気道開通のために頭部後屈・顎先挙上・開口（triple airway maneuver

CHAPTER 17: Sniffing position

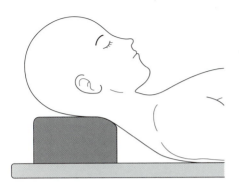
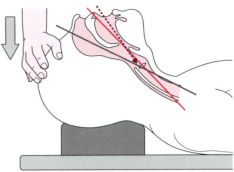

図6 Sniffing position 失敗による頭部前屈・顎先低下・閉口

図7 枕が高いとき，助手が前額を押さえないと sniffing position とはならない

姉妹書参照）が重視されるわけですが，これでは「頭部前屈・顎先低下・閉口」です．枕が高くなればなるほど，容易に頭部前屈・顎先低下・閉口します．気道は閉塞し，用手換気は困難となり，気管挿管も難しいどころかできなくなります．

気管挿管は一人で行う手技ではありません．助手の役割が重要です．助手が，患者の額に手を当て体重をかけることにより，頭部後屈・顎先挙上としましょう 図7．

## 手動による sniffing position の最適化

近年，筆者自身が気管挿管手技者となることは少なく，若手医療者を補助する役回りが多いです．幸い，ビデオ喉頭鏡画面を共有することによる指導の教育効果は極めて高く，医療安全にも貢献します．最適な sniffing position の程度を，助手の筆者がコントロールもできます．

喉頭展開時，sniffing の程度が足りないケースは結構あります．Sniffing position に最適な枕高は一律ではないからです．

Sniffing position 次第で，声門の視野が劇的に変わることを教える場としています．

助手である筆者が，両掌を患者の頭の下に入れてもちあげます．頭は結構重いのでボーリングのボールを，やや患者足側方向にもちあげるイメージです 図8．気管挿管に時間がかかると，筆者の手や腕がプルプルします．

筆者は，何人もの，それなりに気管挿管経験がある若手医療者に，「声門が，こんなにはっきりと真下にみえたのは初めてです」と言わしめたことがありま

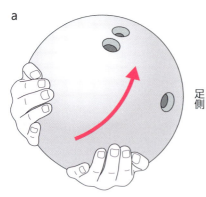
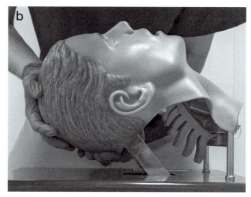

**図8** 助手の両手による sniffing position

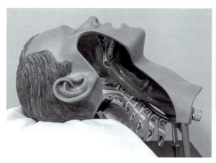
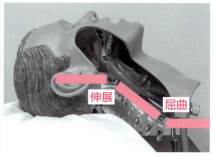

**図9** 頸椎の伸展と屈曲

す．数十年前，筆者が恩師（→ p.118）へかけた言葉と同じです．

## 頸椎を愛護的に扱わなければならない

　頸椎は常に愛護的に扱わなければなりません．
　Sniffing position により伸展と屈曲の両方が頸椎に生じます **図9**．Sniffing position は，頸椎損傷や損傷の可能性がある患者には禁忌です．「首が悪い」患者においても無理はできません．
　何事も過ぎたるはなお及ばざるがごとしです．
　頸椎の問題がない患者においても，sniffing position だけに頼るのではなく，BURP と組み合わせ丁寧に喉頭展開しなければなりません．

CHAPTER 17: Sniffing position

　ただし，DAM 時は，きれいごとを言っていられません．相当頭を挙上した sniffing position かつ相当強く圧迫した BURP で，かろうじて喉頭蓋がみえる ⇒喉頭蓋の下をはうように気管チューブを挿入⇒なんとか成功 といった世界があり得ます．

# Sniffing position における理想の枕高

　Sniffing position における理想の枕高は昔から議論され，今も議論は続きます[1-4]．検証試験において，主要評価項目を Cormack 分類（➡ p.138）や POGO スコア（➡ p.80）など声門視の程度とするのが一般的です．気管挿管は，一般的な全身麻酔患者を対象とし麻酔科医により行われます．

　試験により検討された枕高が微妙に異なります．枕高を 4～6cm 程度，8～10cm 程度，10cm 超で検討される試験が多く，4～6cm 程度がよいとする試験[3, 4]と 8～10cm 程度がよいとする試験[1, 2]があります．

　手技者がある程度の経験をもつ麻酔科医であり，対象の大半が喉頭展開が難しくない患者（Cormack 分類や POGO が良好な患者）であるこの種の試験は，解釈の難しさを抱えます．率直にいって，麻酔科医であれば，一般的な患者を対象とした気管挿管において枕が 4～5cm 程度であろうが 8～9cm であろうが問題なく良好な視野を得るのは当然です．非麻酔科医が喉頭展開の難しい患者に当たったときの指標とはなりません．例えば，AWS〔Airway Scope（➡ p.145）〕を用いて枕高 4cm（Low Pillow 群：LP 群）と 12cm（High Pillow 群：HP 群）を比較した試験[5]は，麻酔科医によって行われ全身麻酔患者を対象としました．全症例が Cormack 分類 2 以下，POGO スコアの平均は LP 群 99.3%，HP 群 98.3% でした．麻酔科医がビデオ喉頭鏡を用い一般患者を対象とすると，枕高によらず声門視は良好であることを示します．両群間で主に差が出た項目は気管挿管に要した時間であり，LP 群 $27.9 \pm 12.3$ 秒，HP 群 $46.2 \pm 15.0$ 秒（$P < 0.001$）でした．そもそも頸椎保護が必要な症例において sniffing position なしで使用できることを“売り”とする AWS を使用するのであれば，12cm もの枕高はむしろ邪魔となり，これも当然といえる結果です．

　そして，本来，一律の理想の枕高などあるはずがありません．頸椎の長さや可動性，胸の厚さ，顎の大きさ，頭の大きさ，口腔や咽頭スペースの大きさや形状…個人差の塊です．だからこそ，DAM の予想は難しいです．一律に 4～6cm，あるいは 8～10cm であるわけがありません．

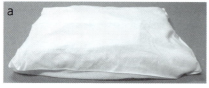
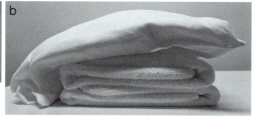

**図10** 普通の患者用枕
b) 折りたたんだタオルを枕下に入れることにより高さの調節ができる

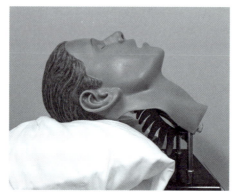

**図11** 普通の患者用枕による sniffing position

　筆者の恩師であるB医師の教えは，喉頭展開がうまくいかないとき（声門をしっかり観察できないとき），sniffing position の頭位をさらに上げなければならないというものでした（→ p.118）**図8**．筆者の恩師に限らず，このような意見をもつ麻酔科医は少なからずいます．筆者も同意見です．

　筆者は実務において，患者の枕をそのまま使用します **図10a**．結構厚みがあります．形が容易に変形するので，首の裏をやや厚くするように頸部〜頭下に入れると，顎先挙上としやすいです **図11**．枕だけで高さが足りなければ，タオルを丸めず折り畳み，面として枕の下に入れて枕を高くします **図10b**．

# Sniffing position の地位の低下？

　ビデオ喉頭鏡全盛時代です．また，筆者は「ビデオ喉頭鏡がない環境もあるの

CHAPTER 17: Sniffing position

だから，非麻酔科医もマッキントッシュ型喉頭鏡（直接視型喉頭鏡）をときどき使うべきだ」などと全く考えていません．文明の利器はどんどん活用すべきです．

　ある程度気管挿管に慣れている医療者であれば，ビデオ喉頭鏡を用いれば sniffing position が「甘くても」気管挿管をできるケースが多いです．麻酔科医であれば，大半を乗り越えられるでしょう．そのためでしょうか，以前に比して sniffing position の重要性が語られることが減ったように感じます．一般病棟や ER での気管挿管に駆けつけても，sniffing position が全く意識されていないケースが少なくありません．

## 筆者も sniffing position への取り組みを少し変えた

　前述したように，喉頭展開が難しいケースにおいて，直接視型喉頭鏡であろうがビデオ喉頭鏡であろうが sniffing position の頭部挙上の程度を変えることにより，声門視が改善します．直接視型喉頭鏡による気管挿管において，声門の良好な視野こそが正義でした．直視でみえているのであれば，気管チューブも直線的に挿入すればよいです．

　しかし，ビデオ喉頭鏡による気管挿管時，sniffing position を追求しすぎると（頭部を極度に挙上すると 図8），声門はばっちりみえるものの，can visualize cannot intubate 現象にしばしば遭遇します（→ p.108）．ビデオ喉頭鏡による気管挿管において，時として Sacrifice the view（視野を犠牲にしろ）

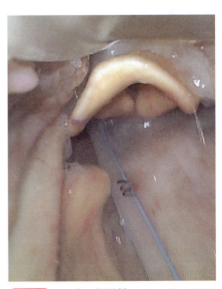

図12 ビデオ喉頭鏡における POGO スコア 50％程度の喉頭展開

といわれます（→ p.78）．POGO スコアであれば，あえて 50％程度ぐらいとしたほうが，気管チューブがうまく進むケースがしばしばあることは覚えておきたいです 図12．筆者自身，以前ほど sniffing position を追求せず，ビデオ喉頭鏡のテクニックを意識し気管挿管します．Sniffing position による頸椎の過伸展リスクが強調されるようになったことも関係します．

ただし，ビデオ喉頭鏡であっても，原則として sniffing position はマストです．強弯型ビデオ喉頭鏡 GlideScope であっても sniffing position は推奨されます．Sniffing position は気道開放に有効であることも忘れてはなりません．

また，極度の上顎前突（いわゆる出っ歯）に対して，歯の損傷の回避のために強めの sniffing position が有用であることも覚えておきたいです．

**参考文献**

1) El-Orbany MI, Getachew YB, Joseph NJ, et al. Head elevation improves laryngeal exposure with direct laryngoscopy. J Clin Anesth. 2015; 27: 153-8.

2) Park SH, Park HP, Jeon YT, et al. A comparison of direct laryngoscopic views depending on pillow height. J Anesth. 2010; 24: 526-30.

3) Hong HJ, Yun M, Kim SH, et al. A pillow of 8 cm height did not improve laryngeal view and alignment of airway axes but increased anesthesiologist discomfort compared to a pillow of 4 cm height during tracheal intubation in adult patients. Korean J Anesthesiol. 2016; 69: 138-42.

4) Vijayakumar EN, Ramachandran S, Hiremath VR, et al. Evaluation of glottic view and intubation conditions with sniffing position using three different pillow heights during direct laryngoscopy: a prospective analytical study. Anesth Essays Res. 2022; 16: 412-5.

5) Fujiwara A, Komasawa N, Kido H, et al. Comparison of high and low pillow heights for tracheal tube intubation with the Pentax-AWS Airwayscope®: a prospective randomized clinical trial. Br J Anaesth. 2016; 117: 132-3.

# CHAPTER 18

こういうことだったのか‼ 一般医療者の生き残りの気管挿管

# Ramp position

　高度肥満患者の気管挿管時の体位として近年 ramp position(ramped position, ramping position) が推奨されます[1-3]　図1 . Ramp の意は「斜面, 傾斜」です. 推奨される意義は4点あります.

### 酸素化の改善
　肺は最も縮小したときでも体積をもち機能的残気量 (functional residual capacity：FRC) と呼びます. 体内の酸素が枯渇するとき, FRC にある酸素が $SpO_2$ の維持や低下速度の軽減に意味をもちます. FRC は体位の影響も強く受け, 立位＞頭部高位＞仰臥位です. 特に高度肥満患者において意味があり, BMI ≧35 の高度肥満患者であれば 25°の頭部高位により低酸素イベント $SpO_2$ 90％ 発生率が頭部高位群 28％ vs 仰臥位群 38％ (P＜0.05) と頭部高位群において有意に有効でした[1].

### 声門視野の改善
　高度肥満患者は, sniffing position をとっても厚い胸板が喉頭鏡操作の邪魔となります. あるいは, 頭頸部が前屈気味となります. 上半身に傾斜をつけることで, 患者の胸を気管挿管手技者の視野方向より下にします. **外耳孔と胸が水平になるよう頭部を後屈させる**ことも重要です 図1 .

### 換気の改善
　高度肥満患者は, 口腔・咽頭スペースが狭いです. Ramp position によって

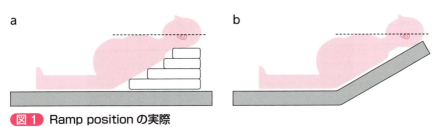

**図1** Ramp position の実際
顔面は床に水平となる.

気道の開通もねらいます．

**胃内容物の逆流・誤嚥リスク低下の可能性**

　肥満患者は，食道胃接合部の下部食道括約筋機能が弱く，胃内容物が逆流しやすいとされます．上半身を起こすことにより，逆流や誤嚥のリスクが軽減する可能性があります．

# Ramp position の実際

　Ramp position を web で画像検索すると，高度肥満患者の背中の下に大量の折りたたんだタオルを入れたイラスト **図1a** がみつかります．実務において不安定かつ手間がかかるため，ベッドのリクライニング機能（角度 25〜30°）を活用する施設が多いのではないでしょうか **図1b**．Table ramp と呼びます．

　顎が下を向くと，声門視野の改善・換気の改善の双方が妨げられます．頭部を後屈させ外耳孔と胸が水平になるようにすることが強調されます **図1点線**．**患者の顔面は床に平行**とします．そのために頚部や背中に枕，タオルを入れることもあります．

　ベッドに横たわる超肥満患者を実際に目にすると，table ramp はそれほど甘くないと実感します **図2**．

　手術台や移動用ストレッチャーは土台も含めてコンパクトですが，ICU などのベッドのリクライニング機能を使用し table ramp を行うときの注意点があり

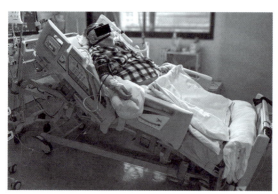

**図2** 逆トレンデレンブルグ体位をとった超肥満患者
158cm, 126kg. 本人と家族の同意を得て掲載．

CHAPTER 18: Ramp position

ます．25～30°といえば相当な角度です．ベッドの土台はそのままであるので，患者と気管挿管手技者間の距離が相当生じます 図3a．小柄な医療者であれば足台が必要ですが前のめりになります．あらかじめ患者の頭が少しベッド上部より飛び出るように（頭頸部の後屈も得られやすくなります），そして患者の体をベッドの左側に位置するのがコツです 図3b．気管挿管手技者はベッド頭側左角にやや斜めに立ちます．これによりベッドの土台に生じた距離を感じずに換気操作や気管挿管手技を行えます．

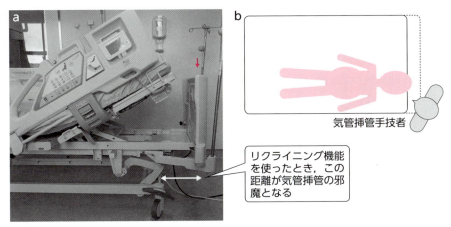

図3 ICUベッドを用いてramp positionを行うための工夫
気管挿管時に，ベッド頭側の板（→）は外す．
（文献3より改変）

さらにmodified ramp positionが提唱されています[4]．女性の高度肥満患者において，大きな胸によって気管挿管手技が妨げられるので，首の下に断面が三角形（底辺60cm，高さ15cm）の特性枕を入れて頭部後屈させる方法です．本家ramp positionは，頭（顔面）が床に平行としますが，modified ramp positionにおいてはさらに角度をつけ後屈させます．筆者は，ramp positionや次章で紹介するBUHEにおいて，首の下に枕を入れて調節します．

**参考文献**

1) Altermatt FR, Muñoz HR, Delfino AE, et al. Pre-oxygenation in the obese patient: effects of position on tolerance to apnoea. Br J Anaesth. 2005; 95: 706-9.
2) Dixon BJ, Dixon JB, Carden JR, et al. Preoxygenation is more effective in the 25 degrees head-up position than in the supine position in severely obese patients: a randomized controlled study. Anesthesiology. 2005; 102: 1110-5.
3) 小尾口邦彦. こういうことだったのか!! ハイフローセラピー. 中外医学社; 2022.
4) Hasanin A, Tarek H, Mostafa MMA, et al. Modified-ramped position: a new position for intubation of obese females: a randomized controlled pilot study. BMC Anesthesiol. 2020; 20: 151.

# CHAPTER 19

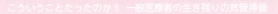
こういうことだったのか!! 一般医療者の生き残りの気管挿管

## 気管挿管に不慣れなすべての医療者にすすめたい体位 BUHE・HELP

　直接視型喉頭鏡であろうがビデオ喉頭鏡であろうが sniffing position は，気管挿管手技の基本のキです．Sniffing position は，ともすれば容易に「頭部前屈・顎先低下・閉口」となります（➡ p.120）．「正しい」sniffing position の実践は，非麻酔科医にとってそれほど容易ではありません．

　筆者が研修医の気管挿管を補助するとき，筆者が患者の頭部をコントロールするので snifffing position がなされ，気管挿管は一見スムーズに行われます．Sniffing position とはどのような体位であるのか教育する場でもあると考えてきました．

　一方で，常に疑問がありました．
「気管挿管は本来複数の，難しい症例であれば 3 人以上の医師で臨むべき手技であり人数が確保できるときは，多くのケースにおいてなんとかなるだろう．しかし，不慣れな医療者が実質的に一人で気管挿管せざるを得ないとき，正しく sniffing position とし，sniffing position をキープしながら気管挿管できるのだろうか．」
「気道管理が得意とはいえない手技者が，一旦体位を設定したら，後は気管挿管手技に専念できる体位はないのだろうか．」

　このような疑問への答えとなる可能性があるのが，本章で紹介する BUHE あるいは HELP です．

### Ramp position は肥満患者に限定されるのか？

　前章で ramp position について解説しました．
　酸素化・声門視野・換気の改善，胃内容物の逆流・誤嚥リスク低下の可能性が，高度肥満患者における ramp position の意義として語られます．通常の体格の患者を ramp position としたときも，これらの意義は発揮されます．もちろん，例えば，肥満患者において酸素化の改善効果は大きく，通常の体格の患者

においておまけ程度かもしれません.

通常の体格の患者に ramp position を用いたとき,おそらくもっとも意義があるのは,「声門視野の改善」です.

# BUHE・HELP

要は,肥満患者に限定せず気管挿管対象患者を ramp position とするとき,その体位を BUHE (bed up head elevated または back up head elevated) または HELP (head elevated laryngoscopy position) と呼びます.

2003 年に解剖献体を対象とした試験において,頭部高位・後屈体位による声門視野の改善効果が示され,HELP と名づけられました[1].

2005 年ごろから,肥満患者に対しての ramp position による酸素化の改善・無呼吸時間の延長の意義を強調する論文が続きました.当初は,声門視野の改善効果が強調されることは少なかったです.

2007 年に一般的な体格の患者を対象とした気管挿管において,仰臥位と,背中を 25°で挙上・頭部後屈体位を比較した試験が行われました[2].声門視の評価に用いる POGO スコア (平均±SD) において,仰臥位群 42.2±27.4%,背中の挙上角度 25°群 66.8±27.6% (P<0.0001) であったとして,背中の挙上角度を 25°とする意義が強調されました.この試験論文において,ramp position や肥満についての言及はありません.

2010 年代半ばより,手術室外における,主に非麻酔科医による,頭部高位の気管挿管への効果を検証する試験が多く発表されます.筆者は,一般医療者は「麻酔科医による全身麻酔患者を対象とした試験」から得る教訓の意義は小さく,「非麻酔科医による手術室外の気管挿管を対象とした試験」こそが一般医療者にとってリアルワールドであると考えます.紹介しましょう.

■ 2016 年論文 ■ 手術室外において,麻酔科医,麻酔科医によりトレーニングを受けた救急医によって行われた直接視型喉頭鏡による緊急気管挿管について検討されました[3].気管挿管時の頭部高位・後屈体位と仰臥位を比較したところ,気管挿管手技中の合併症の複合アウトカム (低酸素血症などを含む) が頭部高位・後屈体位群において統計的に有意をもって改善したとし,BUHE と名づけられました.

■ 2017 年論文 ■ ER における専攻医による気管挿管において (ビデオ喉頭鏡約 20%),背中の傾き 0～10°,11～44°,≧45°で比較し,初回気管挿管成功率

CHAPTER 19: 気管挿管に不慣れなすべての医療者にすすめたい体位 BUHE・HELP

は 0～10°群 65.8%, 11～44°群 77.9%, ≧45°群 85.6%（P＝0.024）でした[4]. ≧45°群は upright（直立）と称され, 気管挿管成功率が高いとされました.

**2017 年論文** ICU の重症患者を対象とし, ICU 専攻医（フェロー）による気管挿管において（ビデオ喉頭鏡の割合 約 25%）, sniffing position と ramp position を比較した試験です[5]. 気管挿管手技者の挿管経験数（平均）は 60 回弱, 手技者の半数以上の経験数は 50 回未満です. 気管挿管中の最低 $SpO_2$ はほぼ同じであり, Cormack 分類 III・IV が sniffing position 群 11.5%, ramp position 群 25.4%（P=0.01）, 初回挿管成功率は sniffing position 群 85.4%, ramp position 群 76.2%（P=0.02）でした. Ramp position は酸素化を改善せず, 声門視を悪化させ初回挿管成功率を低下するとされました. ただし, 提示された最低 $SpO_2$ の分布図において $SpO_2 \leqq 60\%$ が, sniffing position 群 10.8%, ramp position 群 5.4%です. 気管挿管において真に危機的なのはこのような低 $SpO_2$ であり, ramp position は酸素化を改善しないとまでいってよいのか筆者は疑問を感じました.

**2019 年論文** プレホスピタルにおける救急救命士による気管挿管において, BUHE によって初回気管挿管成功率や声門視が改善したと報告されました[6].

**2020 年論文** 麻酔科医による全身麻酔患者を対象とした試験です[7]. 強弯型ビデオ喉頭鏡 GlideScope（≒抜群の声門視性能）を用い sniffing position での気管挿管（sniffing position 群）と, マッキントッシュ型喉頭鏡（直接視型喉頭鏡）を用い BUHE 体位での気管挿管（BUHE 群）を比較したところ, POGO スコアは sniffing position 群 86.45±18.83%, BUHE 群 80.14±22.03% であり統計的有意差はありませんでした. 両群ともにあらかじめ直接視型喉頭鏡により POGO スコア評価をしており（baseline）, sniffing position 群 30.7±6.8%, BUHE 群 25.8±4.7% でした. BUHE 体位を用いた気管挿管は, GlideScope による声門視性能に劣らないとされました.

**2022 年論文** 「ICU における気管挿管の改善方法（How to improve intubation in the intensive care unit）」というタイトルのレビュー[8]があり, おすすめです. 非肥満患者であっても, preoxygenation の改善と気管挿管を容易にするために, 「20° to 30° semi-sitting position」または「逆トレンデレンブルグ体位」が推奨されています.

**2023 年論文** ER における気管挿管のレジストリーデータが後ろ向き解析されました[9]. 全症例数 4,480 と非常に大きいです. 気管挿管手技者の 88% が ER 医師（非上級医 84%）でした. 全体に加えて肥満患者, 非肥満患者別に検

討され，いずれにおいても bed tilt や ramp position において初回挿管成功率が高いとされました．

**2024年論文** ER における ER 専攻医（フェロー）の直接視型喉頭鏡による気管挿管において sniffing position と BUHE を比較したところ，気管挿管時間・初回気管挿管成功率はほぼ同じであったとされました[10]．

**2024年論文** 従来，difficult airway といえば解剖学的な側面から語られがちでしたが，生理学的な側面から捉えた difficult airway（physiologically difficult airway：PDA）への対応をまとめたレビューです[11]．体位の項目において HELP 呼称を用い，頭位を 30°とする semi-Fowler 体位として推奨しています．

## 研修医の気管挿管に BUHE・HELP を用いると

2003 年に HELP，2016 年に BUHE が提唱されたので，本来 HELP に先発命名権がありそうに思えますが，現時点では BUHE 名のほうが優勢です．「buhe intubation」といったワードで web 検索をすると，紹介した論文に加えて，Why not ramp all intubations?（すべての気管挿管は ramp でいいんじゃないの？）といった海外 HP[12] がヒットします．

本章冒頭において，「気道管理が得意とはいえない手技者が，一旦体位を設定したら，後は気管挿管手技に専念できる体位はないのだろうか」という筆者の悩みを書きました．

筆者施設において最近，ICU 研修医や若手医師のビデオ喉頭鏡による気管挿管の際，BUHE にトライしています．事前に「bed up head elevated という気管挿管体位が ER や ICU で流行っているんや．ベッドの角度は 25〜30°といわれるけれど，30°はかなりキツイし 25°でいこうか．20°でもええで．首の下に枕を入れて顔面が床に水平になるようにしてや」と口頭指示をします **図1**．Sniffing position において，枕を助手である筆者がしっかり首と頭下に入れ，患者の額を押さえ，BURP をし…と，筆者は世話焼きおじさん状態でした（➡ p.118）．BUHE であれば，筆者が整えなくても，ICU 研修医・若手医師自ら体位をとり，喉頭展開時に容易に，良好な声門視をできるケースが大半です．BURP も必要としないケースが多いです．もちろん，ビデオ喉頭鏡において，声門がみえることと気管挿管の成功は別であり，ここからが勝負です（➡ p.108）．

Sniffing position は，「sniffing position をしっかり理解する」医療者が必須

CHAPTER 19: 気管挿管に不慣れなすべての医療者にすすめたい体位 BUHE・HELP

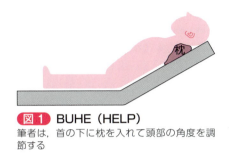

**図1** BUHE（HELP）
筆者は，首の下に枕を入れて頭部の角度を調節する

ですが，BUHE は気管挿管が不慣れな医療者であっても良好な体位をとれるという点において優れていると感じます．また，気管挿管が行われる重症 ICU 患者の多くは，上半身を挙上させた体位です．ほぼそのままで BUHE とし，気管挿管できます．筆者自身が行う気管挿管においても，BUHE が「普通」となりました．率直に言って，sniffing position に比してセッティングが楽なのです．今後，手術室外の気管挿管体位のスタンダードとなり得ると考えています．

**参考文献**

1) Levitan RM, Mechem CC, Ochroch EA, et al. Head-elevated laryngoscopy position: improving laryngeal exposure during laryngoscopy by increasing head elevation. Ann Emerg Med. 2003; 41: 322-30.
2) Lee BJ, Kang JM, Kim DO. Laryngeal exposure during laryngoscopy is better in the 25 degrees back-up position than in the supine position. Br J Anaesth. 2007; 99: 581-6.
3) Khandelwal N, Khorsand S, Mitchell SH, et al. Head-elevated patient positioning decreases complications of emergent tracheal intubation in the ward and intensive care unit. Anesth Analg. 2016; 122: 1101-7.
4) Turner JS, Ellender TJ, Okonkwo ER, et al. Feasibility of upright patient positioning and intubation success rates at two academic EDs. Am J Emerg Med. 2017; 35: 986-92.
5) Semler MW, Janz DR, Russell DW, et al. A multicenter, randomized trial of ramped position vs sniffing position during endotracheal intubation of critically ill adults. Chest. 2017; 152: 712-22.
6) Murphy DL, Rea TD, McCoy AM, et al. Inclined position is associated with improved first pass success and laryngoscopic view in prehospital endotracheal intubations. Am J Emerg Med. 2019; 37: 937-41.
7) Tsan SEH, Lim SM, Abidin MFZ, et al. Comparison of Macintosh laryngoscopy in bed-up-head-elevated position with GlideScope laryngoscopy: a randomized, controlled, noninferiority trial. Anesth Analg. 2020; 131: 210-9.
8) De Jong A, Myatra SN, Roca O, et al. How to improve intubation in the intensive

care unit. Update on knowledge and devices. Intensive Care Med. 2022; 48: 1287-98.

9) Bennett S, Alkhouri H, Badge H, et al. Bed tilt and ramp positions are associated with increased first-pass success of adult endotracheal intubation in the emergency department: a registry study. Emerg Med Australas. 2023; 35: 983-90.

10) Reddy AA, Ayyan SM, Anandhi D, et al. Bed-up-head-elevated position ersus supine sniffing position in patients undergoing rapid sequence intubation using direct laryngoscopy in the emergency department - a randomized controlled trial. J Emerg Trauma Shock. 2024; 17: 58-65.

11) Karamchandani K, Nasa P, Jarzebowski M, et al. Tracheal intubation in critically ill adults with a physiologically difficult airway. An international Delphi study. Intensive Care Med. 2024; 50: 1563-79.

12) https://journalfeed.org/article-a-day/2019/why-not-ramp-all-intubations-new-rct-suggests-we-should/(最終閲覧 2024 年 2 月 9 日)

# CHAPTER 20

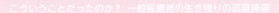

# GEB を使いこなせ

---

　GEB（gum elastic bougie，ガムエラスティックブジー）といっても，麻酔科医や救急医以外の医療者において知名度は低いのではないでしょうか．「樹脂製の」「弾性のある」ブジーという意味です．商品名として，気管内チューブイントロデューサ（endotracheal tube introducer）が用いられることが多いです 図1．

　GEB は，DAM に対する**世界標準**の気道確保デバイスであるとされます．世界標準とまでいわれる理由に，比較的低コストであり常備しやすいこともあります．特にイギリスで多く用いられます．また，DAM だけでなく，通常の気管挿管において，スタイレットの代わりに GEB を用いるスタイルもあります．

## Cormack 分類と GEB

　1984 年に Cormack によって提唱された Cormack 分類があります 図2．さらに細かい分類もあるのですが，本書においてはそこまで必要ないです．直接視型喉頭鏡によって喉頭展開したとき，声門がどの程度みえるかの分類ですが，以後，ビデオ喉頭鏡も含めて同分類を前提に話を進めます．

　Grade II や III に対して，最初に GEB を，喉頭蓋の下面をはうように進め，声門を通して気管内に入れます 図3．Grade IV であっても，「ここらへんかな？」と GEB を進めるとうまくいくかもしれません．

　ただし，直接視型喉頭鏡と GEB を組み合わせた試験[1]において，気管挿管成功率は Grade II 100%，IIIa（ブレードにより喉頭蓋の挙上可能）90%，IIIb（ブレードにより喉頭蓋の挙上不可能）51%，IV 0% でした．さすがに，喉頭蓋もみえない状態で，GEB を舌下をはわせるように…といってもうまくいかないようです．Grade の割合は II 32%，IIIa 29%，IIIb 35%，IV 4% でした．

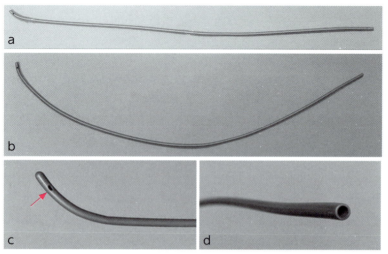

**図1** GEB

筆者施設 ICU 採用 Frova 気管内挿管用イントロデューサ（クックメディカルジャパン，販売 Medik）．筆者施設は酸素デバイスへのアダプタが付属するカタログ品番 C-CAE-14.0-70-FI を採用．全長 70cm，外径 14fr，適合気管チューブ径≧6.0mm．先端から 10〜40cm まで 1cm 刻みで目盛りが打たれている．
a) ストレートに梱包される製品が多いが，本製品は U 字型に梱包される．先端 3cm 付近で 30°程度の角度をもつ．
b) 丸みを帯びた形に整形して使用するのが一般的．
c) 先端の角度を好みに変形．内腔がある製品の多くは先端に開口するが，本製品は，内腔が横に開口する（→）．
d) GEB 後端．内腔がある製品はアダプタがあれば酸素投与ができる．内腔がある製品でも，アダプタ付属の有無により品番が異なり価格も数千円異なるので注意．また，本製品には補強用カニューラをセットする品番があり，内腔に挿入すると先端より 3cm 程度手前まで届く芯となり，GEB を相当変形できる．補強用カニューラの使用はおそらく一般的ではない．

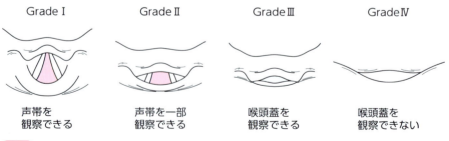

**図2** Cormack 分類

CHAPTER 20: GEB を使いこなせ

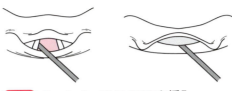

図3 Grade II・III に GEB を挿入

## クリックサイン・ホールドアップサイン

　喉頭鏡により喉頭展開をしながら，GEB を気管に入れます．Grade II や III であれば GEB が声門を通過したか目視できないケースが大半であるので，GEB が気管に入ったかを知りたいです．

　**クリックサイン**　GEB 先端から 3cm 付近で 30°程度曲がっています．この曲がりを上方にして，気管内に GEB を挿入します．ある程度入ったところで，GEB を数 cm 前後させると，気管軟骨と GEB の先端が接触し，コツコツとした感触が手に伝わります．

　**ホールドアップサイン**　Hold up には多くの意味があるのですが，この場合は，「渋滞させる」「進行を妨げる」です．気管に入った GEB を 20〜30cm 程度進めると，GEB 先端の太さが気管支の太さを上回る箇所で進まなくなります．もし食道に入っていれば，食道は胃につながるので進むはずです．ある程度以上挿入すると，GEB が進まなくなる現象をホールドアップサインと呼びます．

　蘇生人形などを対象に GEB の練習をすると，クリックサインは明確にわかります．しかし，実臨床において「クリックサインははっきりしなかったが気管に入っていた」はかなりあります．

　実際，先の直接視型喉頭鏡と GEB を組み合わせた試験[1]において，クリックサインの感度は 68.4%でした 表1．また食道挿管でも 1/5 においてクリックサインがありました．確実性を重視し食道挿管を避けたい気管挿管において，これではミスリーディングとなりかねません．先の試験の研究者は，クリックサインは主観的なので差が出ることや，食道に入る直前の GEB が披裂軟骨や輪状軟骨，あるいは食道の狭窄部に当たる抵抗を感じる可能性を指摘しました．

　一方，ホールドアップサインの感度は 100%，特異度は 91.7%とクリックサインよりはるかに優れました．食道挿管でもホールドアップサインがあった原因として，食道の狭窄部の抵抗を感じた可能性が指摘されました．また，Grade

**表1** クリックサインとホールドアップサインの感度・特異度

| | | 気管挿管成功 | 気管挿管不成功,食道挿入 | 感度 | 特異度 |
|---|---|---|---|---|---|
| クリックサイン | 陽性 | 52 | 4 | 68.4% | 83.3% |
| | 陰性 | 24 | 20 | | |
| ホールドアップサイン | 陽性 | 76 | 2 | 100.0% | 91.7% |
| | 陰性 | 0 | 22 | | |

(文献1より引用)

IIIへのGEBの使用において,気管挿管成功例の100%にホールドアップサイン,89.7%にクリックサインがあったとする古い報告[2]もあります.この報告においては,食道挿管時,両サインともにありませんでした.

# GEBの形状の裏技

GEBを軽い弯曲形状とし把持するのが一般的です 図4 .しかし,長い棒を途中の一点だけで支えるのでかなり不安定です.しかもGEBの断面は円形です.GEBの先端がふらふらします.筆者は,以前このもち方においてGEBの後端を助手に支えてもらうときがありました.ただし,助手と息があわないと先端のコントロールは難しいです.

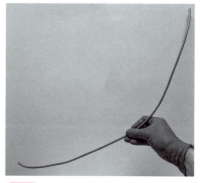

図4 GEBのオーソドックスなもち方

海外において裏技というより表技である形状を紹介しましょう.気管チューブをGEBに通しまるめます.GEBの後端を気管チューブ先端の隙間から側孔(マーフィー孔)へ通します 図5b .気管チューブがループ状態となります 図5a .GEBの先端が気管に入れば,マーフィー孔からGEB後端を抜き(容易に抜けます),ループをほどき,GEBを軸として気管チューブを進めます.

この裏技のメリットは,気管チューブとGEBによるループは,いわば面となることです.面を意識してループを把持すれば 図5a ,GEBの先端はかなり安定化します.先端を右や左にローテートしたい状況において,オーソドックスな

CHAPTER 20：GEB を使いこなせ

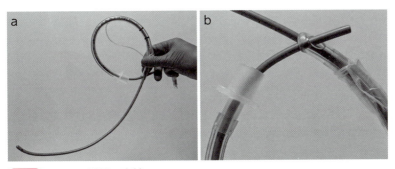

**図5** GEB の形状の裏技

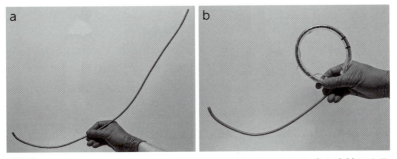

**図6** 先端の弯曲を強くした GEB のオーソドックスなもち方と裏技によるもち方

もち方 **図4** であると，断面が丸いこともあいまって難しいのですが，裏技であれば面を意識して傾ければ自由自在です．GEB を単独で気管に入れると，次に助手に気管チューブを GEB に通してもらう手間がかかりますが，この裏技であれば GEB と気管チューブが一体化済みであり気管挿管手技者一人で作業ができることもメリットです．

ビデオ喉頭鏡による気管挿管時，GEB の先端にかなりの弯曲が必要となることがあります **図6**．GEB の変形は容易ですが，やはりオーソドックスなもち方では先端が不安定です **図6a**．裏技によって，桁違いに先端の操縦性が向上します **図6b**．筆者は，この裏技を知ってから GEB への苦手意識がなくなりました．

## GEBの酸素投与デバイスアダプタ

　GEBの中央に穴があり酸素投与が可能な製品があります 図1 ．内腔をもつ製品のほうが価格は高いです．内腔がある製品の多くは，2種類のコネクタをセットする品番をもちます 図7 ．

　図7a は，手動あるいは機械的な高頻度ジェット換気用です．高頻度ジェット換気装置はメラ高頻度ジェットベンチレータ JP-1（泉工医科工業）のみ国内で販売されます．高頻度ジェット換気は，細い管を通じて酸素をジェットで送ることによって酸素を肺胞に届けると同時に，ベンチュリ効果で周囲の空気を引き込む効果があります．気管支形成術など気管チューブが邪魔になる手術のために開発されました．ジェット換気の先端を口腔内に置き，あるいは輪状甲状間膜穿刺針につなぐことにより DAM 時の緊急避難的な酸素化方法として用いることがあります．GEB においては，アダプタ 図7a を介して JP-1 に接続します．手動装置や JP-1 をもたない筆者施設は，毎回アダプタを放棄しており，もったいなく感じています．

　一般的な施設では，酸素投与デバイスの共通規格アダプタ 図7b, c が重宝するのではないでしょうか．用手換気デバイス（BVMやジャクソンリース）や麻酔器をつなぐことができます．実務において，BVM は望ましくありません．BVM には「フリーフロー酸素は流れない特性 姉妹書参照 」があるため，GEBのアダプタに BVM をつないでも誰かがバッグを圧迫する動作をしないと酸素は流れません．手間がかかります．バルブを閉じたジャクソンリースであれば，逃げ場がない酸素は GEB の先端から放出されます．

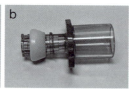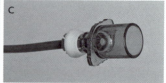

**図7** GEBにセットするアダプタ
内腔をもつGEB製品であっても，これらは標準装備ではなく，セット販売する品番を選択しなければならない．

CHAPTER 20：GEB を使いこなせ

# GEB からの酸素投与のタイミング

　DAM において，あるいは DAM でなくても，気管挿管手技は多くの医療者にとってストレスです．「$SpO_2$ が下がったらどうしよう」と思いながら，作業をしています．気管への留置が成功した GEB の先端から酸素が投与されているのであれば，大きな心理的余裕につながります．筆者も，DAM 対策は万全にしたいので，内腔をもつ GEB にアダプタをセットする製品を自施設 ICU に配置しています 図1 図7 ．
　2 通りの酸素投与タイミングがあります．

最初から酸素投与

　GEB に気管チューブをセットし，さらにアダプタをつけジャクソンリースや麻酔器をつなぎます．助手の介助が必要であり，かなり大がかりとなります 図8a ．この場合も，裏技であれば，気管挿管手技者一人で対応可能です 図8b ．

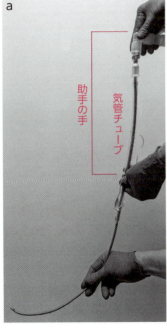
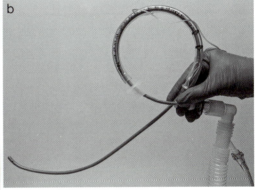

図8　GEB に気管チューブをセットし酸素も投与
a) オーソドックスなやり方では，助手が介助しなければならない．気管チューブをストレートに把持するのはかなり大変である．
b) 裏技であれば，気管挿管手技者一人でも操作可能．

### 気管チューブの留置ができないときに酸素投与

GEB の留置には成功したが，気管チューブが声門をうまく通過できない状況は珍しくありません．そのような状況に陥ったとき，アダプタを接続し酸素投与をします．クックメディカル社の気管内チューブ交換用・挿管用カテーテルの添付文書に，「コネクタは，酸素量が十分でない場合，または挿管が不成功だった時に使用すること」という記載があります．

## GEB への酸素流量

筆者が参加した講習会において，ある GEB の販売会社の社員が GEB へ流す酸素流量の上限は 4L/分と説明していました．GEB の内腔は細いため，酸素流量が大きいと過大な流速となり気管損傷を合併する可能性があるからです．一方で，明確な上限を案内していないとする販売会社もあります．

GEB ではありませんが，チューブエクスチェンジャー 14Fr・83cm のデータがあります 表2．一般的な成人用 GEB 製品は 14Fr・70cm です．

人工呼吸において肺保護換気が重視され，肺胞にかかる圧≦30cmH$_2$O の厳守が求められます．ただし，通常，気道内圧≧肺胞にかかる圧であり，また気道は肺胞より高圧に強いです．よって，どれぐらいの気道内圧まで許容されるか判断は難しいです．さらに，GEB の先端が太い主気管支にあるときと，細い気管支に入り込んでいるときとでは，リスクが異なるのは想像に難くありません．先の4L/分は，相当な安全域を意識した数字かもしれません．

先のホールドアップサインは，GEB が無事に気管に留置されたかを確認するための手段です．ごく短時間で，ホールドアップサインの判定時点において

**表2** チューブエクスチェンジャーの送気量による気道内圧

| カテーテル外径（Fr） | 全長（cm） | 適合気管チューブ内径（mm） | 対象患者 | 送気量（L/分） | 気道内圧（cmH$_2$O） | |
|---|---|---|---|---|---|---|
| | | | | | 平均値 | 最大値 |
| 14 | 83 | ≧5 | 小児 | 3.3 | 23.2 | 23.8 |
| | | | 青年 | 3.7 | 11.0 | 11.3 |
| | | | 成人 | 6.3 | 9.5 | 10.2 |

クックメディカル社のチューブエクスチェンジャー
（文献 3 より引用）

CHAPTER 20: GEB を使いこなせ

GEB 先端から酸素が流れないことを前提としています．ある程度の高流量酸素を GEB 先端から流したいのであれば，GEB 先端を主気管に位置すべきです．

## ガイドがついたビデオ喉頭鏡における GEB の活用

　ビデオ喉頭鏡 McGRATH MAC が日本において 2012 年に発売されたのですが，それまでは 2006 年に発売された AWS（Airway Scope，現在日本光電が販売）がビデオ喉頭鏡として主でした．AWS はそれまでの直接視型喉頭鏡と使用方法があまりに異なるため，使用に慣れていない医療者にとってハードルが高かったです．

　ブレード（AWS においてイントロックと呼ばれる）にガイドをもつことが AWS の特徴であり先進性でした（➡ p.52）．ブレードに気管チューブをセットし，画面に表示された＋マーク（ターゲットマーク）を目指して気管チューブを直進させ気管挿管します．従来の気管挿管手技は気管チューブを握った右手のテクニックが要求される難しさがありますが，AWS において右手の動きはチューブを押すだけです．ガイド機能こそ先進的であり，AWS は第 3 世代ビデオ喉頭鏡と呼ばれることがあります．それより後に発売された McGRATH MAC はガイド機能をもたず，第 2 世代ビデオ喉頭鏡と呼ばれます．

　素晴らしい AWS のチューブガイド機能ですが，ガイドにきっちりはまったチューブは直進するがゆえに，目標とする声門に軸がうまくあわず，「惜しい」がなかなか入らないシーンがあります．そういったシーンは GEB の出番です 図9 ．イントロックに気管チューブをセットしさらに GEB を通し，GEB の声門通過を目指します．14Fr の GEB であれば，気管チューブ内でもある程度自由度がある一方，気管チューブという長いガイドのおかげで動きが安定化します．GEB 先端の曲がりも利用できます．そして，声門という限られたスペースに，太い棒（気管

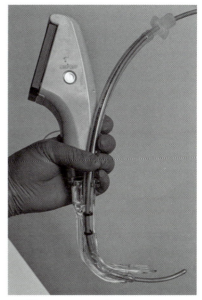

図9 AWS に気管チューブをセットし，挿入した GEB を進行

チューブ）より細い棒（GEB）のほうが入る確率ははるかに高いです．GEB が声門に入れば，後は GEB を軸として気管チューブを進めるだけです．

イントロックは気管チューブ径 8mm 程度が上限なのですが，太いチューブを気管挿管したいとき，ガイドに GEB や太めのチューブエクスチェンジャーのみをセットするのもありです．GEB という棒は，ガイドの直進性を利用すると扱いが非常に楽になります．GEB 先端を気管に留置できれば，ガイドから GEB をはずし，GEB を軸として太い気管チューブを進めます．

2023 年に発売されたビデオ喉頭鏡 AceScope（アイ・エム・アイ）は，McGRATH MAC にブレード形状が非常に似ています．そして，ガイド付きブレードが用意されます（サイズ 3・4）．AWS と同様に，このガイドに気管チューブをセットし，状況によっては GEB を通して利用できます 図10b ．また，McGRATH MAC にガイド付きブレードが欲しいというニーズがあったのですが，ナント，AceScope のブレードは McGRATH MAC にはまります（逆は不可能です）図10c ．ツメ部分が緩いので抜けないように根本のテープ固定は必要です．もちろん，メーカー非公認の方法なので自己責任でお願いします．

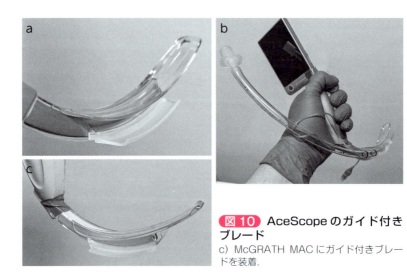

図10 AceScope のガイド付きブレード
c) McGRATH MAC にガイド付きブレードを装着．

CHAPTER 20: GEB を使いこなせ

# GEB を万能棒として常備したい

　気道関係のトラブルに遭遇したとき，柔軟性がある清潔な棒が欲しい!! というシーンはあり得ます．近年使用されるディスポーザブルスタイレット（➡ p.86）は役割を果たすかもしれませんが，やや硬いです．GEB は，便利棒となり得ます．

**例①**　昨日気管切開されたばかりの患者の気管切開孔から気管切開チューブが抜けた．

　これは，重大なトラブルに結びつく可能性がある状況です **姉妹書参照**．GEB を活用したい場面です **図11**．

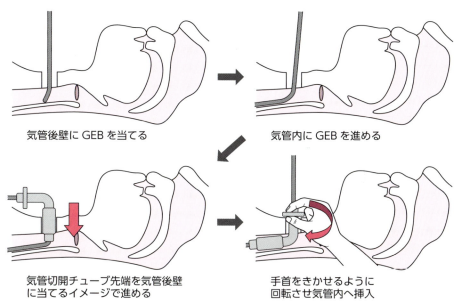

気管後壁に GEB を当てる

気管内に GEB を進める

気管切開チューブ先端を気管後壁に当てるイメージで進める

手首をきかせるように回転させ気管内へ挿入

**図11**　GEB を活用した，気管切開チューブ再挿入術

**例②**　輪状甲状間膜切開における軸としての活用 **図12**

　輪状甲状間膜切開時，勢いがあまることによる切開部の対側の気管後壁（膜様部）損傷がしばしば報告されます．気管チューブが気管後壁を穿通した報告すらあります．気管後壁は輪状軟骨を除いて骨がない靱帯組織なのですが，血流が少なく治癒に相当な時間を要します．当然，重大合併症です．また，挿入したチュー

ブが足側ではなく頭側に向くケースも報告されます．

輪状甲状間膜にまずGEBを通します．GEBの先端の曲がりを意識して挿入すれば，頭側への迷入，あるいは，気管後壁を穿刺する可能性は低いです．そして，GEBを軸として，細い気管チューブを挿入します．

先の例①においてもですが，頸部皮膚面に対して，まずは垂直に気管チューブを入れ，急激に90°方向を変えて気管内に進めるというミッションはかなりやっかいであることを認識しなければなりません．まさに軸がまったくあわない状況（➡ p.108）であり，集中力が必要です．無理なことをしていると自覚できるかどうかで，大きく成功率が変わります．また，皮膚と気管の距離が長いケース（肥満患者に多いケース）においては例①②のいずれにおいても，軸としてGEBを使いたいです．

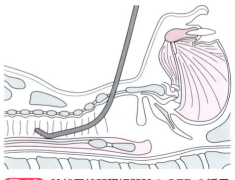

図12 輪状甲状間膜切開時のGEBの活用

# GEBは絶対に配置すべき

扱いがイージーではないGEBですが，筆者はGEBを絶対に，ICU・ER・RRS（rapid response system）バッグに配置すべきと考えています．気管チューブを「適正に導く」「ねじ込まなければならない」状況において，GEBが手元にあることが重要であるからです．

# 新世代GEBの登場

従来のプラスチック製GEBは，形を変形できるといいながら自由自在とまではいえませんでした．また先の裏技（海外においては表技？）　図5　は知られておらず，GEB操作は容易ではないと捉えられがちです．

贅沢にもスタイレットとブジーの両方を名前にもつユニバーサルスタイレットブジー（エム・シー・メディカル）が発売されました．実売価格は6,000円程度です．多くの特徴をもちます．
- 全体がプラスチックであるGEBは形状を変化できるというものの，自由自在

CHAPTER 20：GEB を使いこなせ

とまでいきません．スタイレットブジーは，先端近くに銅の内芯，中央付近にアルミニウムの内芯をもちます 図13a ．これらの金属部分は，自由な角度を作れるうえに，いわば形状記憶性能があり形がキープされます．かなり自由な形を作ることができます．銅やアルミニウムであるので，適度な柔軟性ももちます．

- スタイレットブジーの後部は平面になっており 図13d ，丸めて気管チューブのコネクタに入れることによりストッパーとなります 図13b ．解除は抜くだけなので簡単です．
- このスタイレットブジー先端を気管チューブ内に留めて普通のスタイレットとしても使えますが，それであれば普通の安価なスタイレットを使うでしょう．スタイレットブジーの先端が気管チューブから飛び出した状態での使用が主と

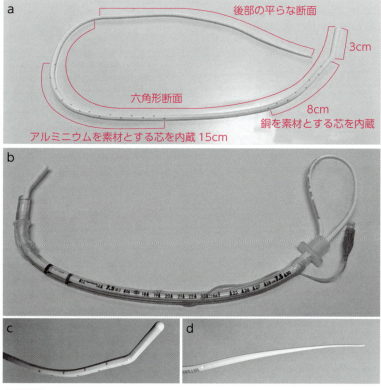

図13 スタイレットブジー

なると考えられます 図13b.

① スタイレットブジーの先端 図13c を気管に入れる

② 後部をコネクタからはずし，気管チューブを把持しながら，スタイレットブジーをさらに進行させる

③ 次にスタイレットブジーの後方を把持しながら，気管チューブを進める

といった手順が考えられます.

- GEB の断面は円形ですが，スタイレットブジーの断面は六角形です．気管チューブに面ではなく線で接するので，気管チューブを通過する摩擦抵抗が減るメリットがあるようです．また，本製品には水溶性潤滑剤が同包されます.

**参考文献**

1) 井口美奈, 齊藤　裕, 金久保吉荘, 他. 気管挿管困難症に対するガムエラスティックブジーの有用性の検討. 日本臨床麻酔学会誌. 2008; 28: 792-5.

2) Kidd JF, Dyson A, Latto IP. Successful difficult intubation. Use of the gum elastic bougie. Anaesthesia. 1988; 43: 437-8.

3) クックメディカルジャパン社. 気管内チューブ交換用・挿管用カテーテル／コネクタ（気管内チューブ交換用カテーテル）添付文書. 2020 年 4 月（第 1 版）.

# CHAPTER 21

こういうことだったのか！ 一般医療者の生き残りの気管挿管

# GEB の親戚・チューブエクスチェンジャー

GEB に非常に似た "棒" として，チューブエクスチェンジャー（気管チューブ交換用カテーテル）があります．

ICU などにおける長期挿管による気管チューブの汚れ，あるいはカフ破損といったトラブルにより，気管チューブの交換が必要となるときがあります．気管挿管がイージーな患者であれば，淡々と既存の気管チューブを抜去し，新しいチューブを普段の手順で気管挿管すればよいです．しかし，最初の気管挿管が困難であった患者であれば困難が予想されます．あるいは長期挿管患者であれば声門に浮腫がありやはり気管挿管が困難かもしれません．慎重なチューブ交換が求められます．このようなケースに入れ替え棒として活用されるのがチューブエクスチェンジャーです．

なにごとにおいてもですが，「似て非なる物」の扱いは注意が必要です．GEB と同じルール，違うルールを区別しながら読み進めてください．

## チューブエクスチェンジャーによる気管チューブの入れ替え手順

⓪ 準備　チューブエクスチェンジャーの管理は，深さの管理です．以後，解説するように，重要視される深さにマークをつけます．筆者であれば，25cm と，気管チューブの全長が 34cm であるとしたら 59cm に油性マジックで太くマークします．

① 既存の気管チューブにチューブエクスチェンジャーを入れる．GEB においては気管に GEB が入った根拠として，進まなくなるところまで入れるホールドアップサインが重視されました（➡ p.139）．チューブの入れ替えにおいて，ホールドアップサインの確認の必要はありません．イギリスの Difficult Airway Society から出された抜管ガイドライン[1] において，チューブエクスチェンジャーによる合併症を避けるため 25cm 以上挿入してはならないと

JCOPY 498-16682

151

書かれています．

② 助手は気管チューブが抜けないようにチューブエクスチェンジャーをやや押し込みながら，手技者が既存の気管チューブを抜去する．気管チューブ先端が口元を離れた時点で，手技者は口元付近でチューブエクスチェンジャーが抜けないように握る．例えば，チューブエクスチェンジャーを 25cm まで入れたら，チューブエクスチェンジャーを外界に抜いたとき，通常の気管チューブの全長はコネクタも含めて 34cm ぐらいであるので，59cm に気管チューブコネクタがくるように調整します．

③ 助手がチューブエクスチェンジャーに新しい気管チューブを入れる．途中で，手技者が気管チューブをもち進め，チューブエクスチェンジャーを軸として気管挿管する．

このように書くと，簡単そうに思えますが，「そんなに簡単ではない」ことがままあります．また，さまざまな製品があり，どの製品をストックするか悩ましいです．

## チューブエクスチェンジャーの選択 図1 表1

チューブエクスチェンジャーの品ぞろえが充実するのは，クックメディカルジャパン（販売 Medik）であり，同社製品において考えます．ICU Medical（旧スミスメディカル）も多くの製品をもちます．チューブエクスチェンジャーとGEB（気管内チューブイントロデューサ）の違いは，以下です．

**先端形状** GEB は先端に曲がりがあるが，チューブエクスチェンジャーはストレートのまま出荷される．

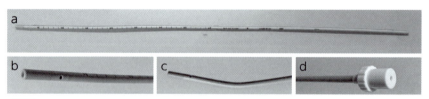

**図1 筆者施設採用チューブエクスチェンジャー**
a）COOK 気管内チューブ交換用カテーテル（クックメディカルジャパン）．19Fr・83cm 製品（品番 C-CAE-19.0-83）．径 7.0mm 以上の気管チューブに対応．
b）先端はストレートであり，柔らかく加工されている．
c）先端を曲げて GEB に似た形を作れる．
d）付属アダプタにより酸素供給デバイスに接続できる．

CHAPTER 21：GEB の親戚・チューブエクスチェンジャー

**表1** チューブエクスチェンジャーの規格・送気量による気道内圧

| 品番 | カテーテル外径（Fr） | 全長（cm） | 適合気管チューブ内径（mm） | 対象患者 | 送気量（L/分） | 気道内圧（cmH$_2$O） | |
|---|---|---|---|---|---|---|---|
| | | | | | | 平均値 | 最大値 |
| ① C-CAE-8.0-45 | 8 | 45 | ≧3 | 乳幼児 | 0.6 | 8.9 | 9.5 |
| | | | | 小児 | 0.1 | 2.1 | 2.5 |
| | | | | 青年 | 0.1 | 2.2 | 2.6 |
| | | | | 成人 | 0.7 | 3.0 | 3.2 |
| ② C-CAE-11.0-83 | 11 | 83 | ≧4 | 小児 | 4.2 | 8.7 | 9.4 |
| | | | | 青年 | 0.9 | 4.6 | 5.2 |
| | | | | 成人 | 1.3 | 4.5 | 4.9 |
| ③ C-CAE-14.0-83 | 14 | 83 | ≧5 | 小児 | 3.3 | 23.2 | 23.8 |
| | | | | 青年 | 3.7 | 11.0 | 11.3 |
| | | | | 成人 | 6.3 | 9.5 | 10.2 |
| ④ C-CAE-19.0-83 | 19 | 83 | ≧7 | 青年 | 7.2 | 19.7 | 20.3 |
| | | | | 成人 | 11.2 | 14.2 | 14.5 |
| ⑤ C-CAE-11.0-100-DLT-EF-ST | 11 | 100 | ≧4 | 小児 | 1.0 | 7.3 | 7.8 |
| | | | | 青年 | 0.6 | 3.9 | 4.4 |
| | | | | 成人 | 0.7 | 3.9 | 4.1 |
| ⑥ C-CAE-14.0-100-DLT-EF-ST | 14 | 100 | ≧5 | 小児 | 3.0 | 20.9 | 21.8 |
| | | | | 青年 | 3.3 | 10.1 | 10.5 |
| | | | | 成人 | 5.5 | 8.6 | 8.9 |

クックメディカル社のチューブエクスチェンジャーについて紹介，全製品に酸素デバイスとの接続アダプタが付属する．
（文献2より引用）

　ただし，多くの GEB 製品は，先端をストレートに容易に変形できます．チューブエクスチェンジャーの先端を曲げることも可能です．

**全長**　成人用 GEB は 70cm 製品が多いのに対して，成人用チューブエクスチェンジャーは 83cm と 100cm の製品があります．

**太さ**　成人用 GEB は外径 14Fr であり気管チューブ内径≧6.0mm に対応するのに対して，成人用チューブエクスチェンジャーは，11Fr（気管チューブ内径≧4mm），14Fr（気管チューブ内径≧5mm），19Fr（気管チューブ内径≧7mm，83cm 長のみ設定）です．

**酸素投与デバイスと接続するためのアダプタ**　同社の GEB にアダプタを使

いたいとき，セット販売する品番を選択する必要があります．チューブエクスチェンジャーとアダプタはセット販売のみです．

## どの製品を常備するか悩ましい

　GEBやチューブエクスチェンジャーは使用頻度が少ないこともあり，何種類もの常備は難しいです．ICUに何種類もストックしても，期限切れ⇒廃棄or研修医のおもちゃとなるのはみえています．手術室でも同様でしょう．筆者が所属する現ICUにおいて，GEBとチューブエクスチェンジャーはそれぞれ1種類としています．

　気管チューブの入れ替えを安全に行うためには長いほうがよく，さまざまな気管チューブ径に対応するにはやや細いほうがよく…と考え，筆者が以前在籍した施設に，当初，14Fr・100cm製品 表1⑥ を導入しました．先端が柔らかく加工されており，「気管チューブ抜管後しばらく留置するお守りとしてのチューブエクスチェンジャー向けに開発された」とする知人医師からのアドバイスがあったことも関係します．結果的にこの情報は間違いでした．後述します．

　実際に使用すると，100cmは必要なく，成人用の径7.0mm以上の気管チューブに対して14Frは細すぎ，しばしば気管チューブが声門をなかなか進まない問題が頻繁に起こりました 図2a ．現施設において19Fr・83cm製品 表1④ に変更したところ，感激するぐらいなんの問題もなく気管チューブの入れ替えがうまくいきます 図1 ．このメカニズムは別章で紹介しますが（→p.161），気管チューブとチューブエクスチェンジャーの隙間（段差）の少なさや，チューブエクスチェンジャーの弾力性が重要であることが関係します．

　ただし，筆者の好みは，19Fr・83cm製品 表1④ 図2b ですが，世間一般に選択されるのは，おそらく14Fr・83cm製品 表1③ です．実際，著者全員がイギリス在住者である抜管ガイドライン[1]において，11Frまたは14Fr・

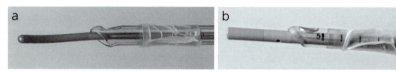

**図2** GEB・チューブエクスチェンジャーと気管チューブ先端の関係
a) GEB（14Fr）と気管チューブ（径7.5mm）．隙間（段差）がかなりある．
b) チューブエクスチェンジャー（19Fr）と気管チューブ（径7.5mm）．隙間（段差）はほぼない．

83cm が最も適切とされました．ただし，イギリスは世界で最も GEB やチューブエクスチェンジャーを愛する国であり，日常的に使い，あるいは教育する文化があることに注意しなければなりません．また，イギリスにおいて今も直接視型喉頭鏡が一般的であるようです．GEB やチューブエクスチェンジャーは，直接視型喉頭鏡との相性がよいです（➡ p.165）．チューブエクスチェンジャーを使い慣れていないなら，成人に対して 19Fr・83cm 製品がベストであると筆者は考えます．

> 若手医療者「本患者は，声帯浮腫が疑われるので，気管チューブ抜管前に，気管支ファイバースコープを用いて声門を外部から観察し，評価したいです.」
> 筆者「やってみたらよいけど，たぶん，なにもわからへんで～.」
> 実際，なにもわからなかった．

# 気管チューブ抜管後のお守りとしての チューブエクスチェンジャー

気管挿管が困難であった患者の抜管をする状況があります．あるいは，声帯浮腫などのトラブルで気管挿管されていた患者がいよいよ抜管…となったとき，「おそらく声帯浮腫はかなり改善しているはず」であっても，気管挿管下の声門の観察は難しいです．結局，抜管後でなければ，十分な評価をできません（ただし，それが難しいことを知ることも勉強であるので，先の会話のように，気管支ファイバースコープによる評価に反対しません）．どちらの状況であっても再挿管となったとき，挿管困難が予想されます．不安を抱えながらの抜管であり，再挿管においてすみやかに気管挿管をできなければなりません．チューブエクスチェンジャーを気管に留置したまま抜管し，しばらく経過観察し，「やはり無理か」となったらすみやかにそれをガイドとすることによりスムーズな再挿管をねらいます．もちろん輪状甲状間膜切開といったバックアッププランも準備します．

先の「細く長いチューブエクスチェンジャー」14Fr・100cm 製品 表1⑥ は，この「しばらくの時間経過観察」目的に開発されたと複数の知人から聞いたことがあり，筆者は以前の所属施設で使用しました．しかし，留置するには硬すぎる素材でした．実際には，ダブルルーメンチューブ（分離肺換気用チューブ，全長が長く2つのルーメンの径は細い）の入れ替えのために開発された製品です．

155

本製品の先端は柔らかく加工されていますが，素材は非常に硬いです．製品名に「Extra Firm with Soft Tip」と付記されています．

　筆者は，ある程度長時間の留置が予想されるお守り目的のチューブエクスチェンジャーであれば，14Fr・83cm 製品 **表1** ③ がよいと考えています．11Fr・83cm 製品 **表1** ② は，成人患者の再挿管時の軸とするには細すぎます．楽々入れ替えに向く 19Fr・83cm 製品 **表1** ④ **図2b** は，留置に向くとはさすがに思えません．

# チューブエクスチェンジャー留置の効果を評価した報告

　再挿管の困難が予測されたためチューブエクスチェンジャーを留置し管理された患者（全354人）に対して，再挿管時点でチューブエクスチェンジャーがありそれを利用して挿管が行われた患者（チューブエクスチェンジャーあり群：あり群，51人）と，チューブエクスチェンジャーを留置したものの忍容性がなく抜去されたが7日以内に再挿管された患者（チューブエクスチェンジャーなし群：なし群，36人）を，後ろ向きに比較検討した報告があります[3] **表2**．

　全体においてチューブエクスチェンジャーのサイズは，11Fr・83cm が46％，14Fr・83cm が50％，19Fr・83cm が4％でした．チューブエクスチェ

**表2** 再気管挿管時のチューブエクスチェンジャーの有無による比較

| | あり群（n=51） | なし群（n=36） | P |
|---|---|---|---|
| 再気管挿管の初回成功率 | 87% | 14% | <0.02 |
| 再気管挿管作業中の低酸素血症（$SpO_2 < 90\%$） | 8% | 50% | <0.01 |
| 再気管挿管作業中の重篤な低酸素血症（$SpO_2 < 70\%$） | 6% | 19% | 0.05 |
| 低血圧を伴う徐脈（心拍数<40/分） | 4% | 14% | <0.05 |
| 3回以上のトライ | 10% | 77% | <0.02 |
| 食道挿管 | 0% | 18% | |
| 外科的気道確保などレスキュー的な気道テクニック | 6% | 90% | <0.01 |

（文献3より引用）

CHAPTER 21：GEB の親戚・チューブエクスチェンジャー

ンジャーの留置時間は，平均 3.9 時間（5 分～72 時間）でした．あり群においては，再挿管が決まった時点から BVM 換気に加えて，チューブエクスチェンジャー経由で 3～6L/分の酸素投与がなされています．

あり群の 51 人のうち 21 人（49%）は 2 時間以内，残りの 30 人も 10 時間以内に再挿管されました．

再挿管の初回成功率，低酸素血症，低血圧を伴う徐脈…など，統計的有意差をもって，あり群に有利な結果でした 表2 ．ただし，あり群は，チューブエクスチェンジャーが留置されているので慎重に観察された可能性があり，麻酔科医 or 麻酔科医が指導する麻酔科レジデントにより全症例気管挿管されています．なし群については記述されていません．また後ろ向き研究であり，参考にはなりますが，エビデンスレベルが高いとはいえません．

## チューブエクスチェンジャーを留置したときのルール

抜管ガイドライン[1] において，再挿管リスクが高い患者へのチューブエクスチェンジャー留置についてもページが割かれています．ごく一部を以下に抜粋します．
- チューブエクスチェンジャー先端が，気管分岐部より手前に位置するようにする
  ⇒ガイドラインにおいて何度も強調されています．GEB におけるホールドアップサインは，あくまでごく短時間の評価です．また，DAM において GEB 先端を気管内留置できたかは重要であるから許容されていると捉えましょう．チューブエクスチェンジャー先端位置は，気管チューブ先端位置の扱いと同じなのです．
- チューブエクスチェンジャーを頬や額にテープ固定する
- チューブエクスチェンジャーの歯，唇，鼻などの部分に目印をつける
- チューブエクスチェンジャー留置中，絶飲絶食とする
- チューブエクスチェンジャーを通じた酸素投与は，気管損傷リスクがあるため危機的な状況においてのみ許容される．またチューブエクスチェンジャーを通じて酸素投与が必要なのであれば，再気管挿管が必要であろう．
  ⇒抜管ガイドラインにおいて，チューブエクスチェンジャーからの「普段使い」としての酸素投与は禁止に近い扱いです．酸素投与はあくまで緊急避難手段

です.

- 酸素流量≦1～2L/分とする

⇒GEBへの流量（➡ p.144）と比しても，非常に少ないです．本ガイドラインはチューブエクスチェンジャー合併症による死亡例まで言及しており，直接的損傷・圧損傷を防ぐためにチューブ先端を主気管に留め，酸素流量制限を強調しています．一方，酸素流量1～2L/分では酸素化はあまり期待できません．先のチューブエクスチェンジャー留置の効果を評価した報告[3]においては，3～6L/分でした．14Fr・83cm製品であれば，**表1**を参考とすると，再挿管完了までの短時間であれば，緊急避難的に6L/分程度はあり得るのではないでしょうか．

- **72時間**まで留置が許容される

⇒72時間の根拠は，おそらく先のチューブエクスチェンジャー留置の効果を評価した報告[3]において，チューブエクスチェンジャーの留置時間の最大時間が72時間であったことです．ただし，留置時間の平均は3.9時間であり，チューブエクスチェンジャーあり群の中で再挿管が必要となった患者は全員10時間までに再挿管されています．「72時間まで留置が許容される」根拠としては弱いのではないでしょうか．また，読者には，特に稀少疾患や稀な事象を対象とするガイドラインにおいて，しばしば根拠に乏しい推奨がみられることを知っていただきたいです．

- 気道開通への不安が，ある程度の期間にわたるのであれば，気管切開を考慮するべき

⇒当然ですね．チューブエクスチェンジャーがあれば確実に気道確保（再挿管）できる保証などありません．安全第一です．

- チューブエクスチェンジャーを通じた気管挿管は複雑である．エキスパートやモニターや物品を集める．

⇒細い気管チューブの選択にも触れられています．段差は敵だからです **図2**．筆者が読者に伝えたいメッセージは，「軸（チューブエクスチェンジャー）があれば，気管挿管はイージーであると思われがちだが，全くそんなことはない．ただし，その難しさの理屈やコツを知れば，乗り越えられる」です．

## チューブエクスチェンジャー留置は適応外使用

先の抜管ガイドライン[1]の掲載雑誌に対して，チューブエクスチェンジャー

の製造会社 Cook Medical 社員から letter（学術雑誌に掲載された記事に対して読者が疑問や意見があるとき編集長に送る書簡，掲載後早期であり妥当性があれば掲載するのが暗黙のルール）が出されました[4]．「ガイドラインに，留置目的で入手できるのは Cook Medical のチューブエクスチェンジャーだけと記載されましたが，我々はその使用を認めていません．短時間の入れ替え目的だけにお使いください」といった内容でした．同社の日本で発売される製品の添付文書[2]にも，留置目的は記載されていません．Letter に対して，ガイドライン著者は，先のチューブエクスチェンジャー留置の効果を評価した報告[3]を引用し「チューブエクスチェンジャーを留置した患者は再挿管の初回成功率が著しく高いし，低血圧や徐脈も少なかった．チューブエクスチェンジャーを留置して再挿管した患者の留置時間は 10 時間ぐらいだった．チューブエクスチェンジャーを早々と抜去すると，チューブエクスチェンジャー留置下抜管の最もおいしい部分が失われる．ガイドライン内容を堅持します（一部意訳）」といった内容の letter を出しました[5]．

## 結局，どの GEB・チューブエクスチェンジャーを配置する？

筆者はいろいろ試行錯誤の後，14fr・70cm の標準的な GEB と，チューブエクスチェンジャーとして 19Fr・83cm 製品 **表1④** を ICU に配置しています．

率直にいって，GEB とチューブエクスチェンジャーの違いは，サイズを除けば先が曲がっているかどうかだけです．実際，ポーテックス気管内イントロデューサ＆ガイド（ICU Medical）はカタログにおいて同一区分であり，曲がりがあればイントロデューサ，曲がりがなければガイドと称しています．

GEB・チューブエクスチェンジャー目的で 1 製品だけを自施設に配備するなら，14Fr・83cm 製品 **表1③** です．先端を少し曲げることで，GEB としても利用できます．あるいは，14fr・70cm の標準的な GEB がよいです．先端の曲がりは，まっすぐ矯正できます．先端を主気管に置くのであれば（これが先のガイドライン[1]におけるルールです），通常の気管チューブであれば GEB（14Fr・70cm）をチューブエクスチェンジャーとして利用しても長さに問題はありません．

# チューブエクスチェンジャーを普段使いしよう

　長期気管挿管患者に対して，あるいは気管チューブカフが破れたときなど，チューブの入れ替えが必要となる状況は，たまに，しかし必ずあるはずです．そういったケースにおいて，気管挿管がイージーと予想されても，チューブエクスチェンジャーを使用してはどうでしょうか．イージーな症例であるからこそチューブエクスチェンジャーの経験値の向上につながります．

**参考文献**

1) Difficult Airway Society Extubation Guidelines Group; Popat M, Mitchell V, Dravid R, et al. Difficult Airway Society Guidelines for the management of tracheal extubation. Anaesthesia. 2012; 67: 318-40.
2) クックメディカルジャパン．気管内チューブ交換用・挿管用カテーテル/コネクタ（気管内チューブ交換用カテーテル）添付文書．2020年4月（第1版）.
3) Mort TC. Continuous airway access for the difficult extubation: the efficacy of the airway exchange catheter. Anesth Analg. 2007; 105: 1357-62.
4) Ogilvie L. Difficult Airway Society guidelines for the management of tracheal extubation. Anaesthesia. 2012; 67: 1277-8.
5) Cooper RM, O'Sullivan E, Popat M, et al. Difficult Airway Society guidelines for the management of tracheal extubation. Anaesthesia. 2013; 68: 217.

# CHAPTER 22

こういうことだったのか!! 一般医療者の生き残りの気管挿管

## GEBや気管チューブエクスチェンジャーの注意点は中心静脈カテーテル留置の注意点と同じ

　GEBは**世界標準**の気道確保デバイスといわれます（➡ p.137）．しかし，DAM対策としてのGEBは，世間で考えられているほどイージーではありません．

　気管チューブエクスチェンジャーも「入れ替え棒があれば簡単」と捉えられがちですが，それほど甘くありません．

　本章において，なぜイージーではないかを考えましょう．原因を知れば，困難を乗り越える確率が高まります．

　中心静脈カテーテル，血液浄化用カテーテル，ECMO用カテーテルなどのいずれのカテーテル留置においても，まずはガイドワイヤーを安全に目標血管内に留置しなければなりません．筆者知人循環器科医師は，ガイドワイヤーの選択や扱いが心臓カテーテル治療の要諦であるといいます．

　ガイドワイヤー・カテーテルと，GEB・気管チューブエクスチェンジャーは，柔軟性のある棒である点において同じです．これらに共通する扱いの注意点を本章でまとめます．

## 折れをカテーテルは乗り越えることができない

　多くのガイドワイヤーの基本構造は，中心の金属性内芯の外側を，金属製コイルが巻き付けられています **図1**．このスプリング状の構造によりガイドワイヤーは柔軟性をもちます．

　**ガイドワイヤーは柔軟性があるゆえに，たわみやすい**です．ガイドワイヤーの先端が血管内に入っても，時として，たわみを放置すると，血管の枝に入り，あるいはたわみをダ

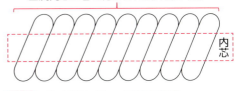

**図1** ガイドワイヤーの基本構造
（文献1より引用）

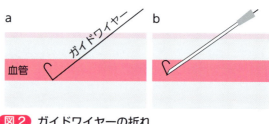

**図2** ガイドワイヤーの折れ

イレーターが襲い，ガイドワイヤーの途中に折れ目が容易にできます **図2a**．こうなると要注意です．

　ダイレーターやカテーテルを進行させようとしても，折れに先端がつかまり，進めることができません **図2b**．この状態のまま，ダイレーターやカテーテルを進めると，それらの先端とカテーテルの折れが一塊となって進行し，血管後壁損傷をきたしかねません．この血管の下に動脈があると，動脈損傷もあり得ます．実際，この種のトラブルは，死亡例も含め報告が少なからずあります．

## 近年推奨されるダイレーター挿入時のテクニック

　先のガイドワイヤーの折れの問題は，早期に気がつき，対応しなければなりません．また，ダイレーターを留置する作業自体が，ガイドワイヤーの折れを作りやすいです．

　皮下組織へガイドワイヤーを進める作業中，ときどきストップし，ガイドワイヤーを前後に数 cm 前後させます **図3a**．ガイドワイヤーに折れがあれば，折れがダイレーター先端を通過するたびに抵抗を感じることで「折れを作ってし

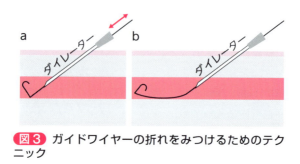

**図3** ガイドワイヤーの折れをみつけるためのテクニック

CHAPTER 22：GEB や気管チューブエクスチェンジャーの注意点は中心静脈カテーテル留置の注意点と同じ

まった…」とわかります．

　折れ形成が判明すれば，新品のカテーテルキットを開封し新しいガイドワイヤーに入れ替えるのがベストですが，相当もったいないです．折れがあるガイドワイヤーを変更しないのであれば，折れの部分をダイレーター先端から遠ざけるようにして（ガイドワイヤーをやや深く入れて），ダイレーター作業を進めます 図3b ．あるいは，ガイドワイヤー先端から相当距離をとって折れができたのであれば，ガイドワイヤーを手前に引き，折れをダイレーター内かダイレーターより手前に回収します．

## GEB や気管支ファイバースコープを用いた気管挿管においても

　GEB を用いた気管挿管は，簡単であるように捉えられがちです．意外に，そしてかなり難しいです．ただし，その難しさのポイントを知れば，克服できます．
　GEB を気管に挿入できると，喉頭鏡の手を緩め（喉頭展開をやめて），あるいは喉頭鏡を放棄して，GEB を軸として気管チューブを進めようとするシーンをみかけることがあります．まず間違いなく，気管チューブは途中から全く進行せず途方にくれることになります．
　GEB や気管支ファイバースコープが舌に接着するように舌を回り込むことを期待しがちですが 図4a ，本質的に，GEB や気管支ファイバースコープはたわみやすいです．咽頭後壁にタッチし回り込むように声門に到達します 図4b ．
　喉頭展開がなされず留置された GEB はかなり大きく弯曲して気管に到達します 図5a ．弯曲を直線的に捉えると 2 カ所で折れ曲がっています 図5b ．

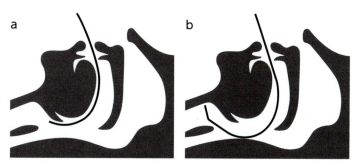

**図4　柔軟性がある GEB は本質的にたわもうとする**
a) 期待する GEB の走行，b) 実際の GEB の走行

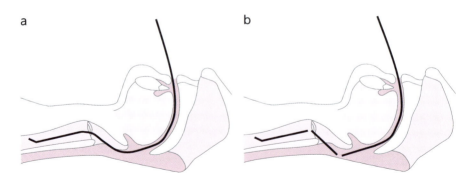

**図5** 喉頭展開をしないと GEB は 2 カ所で大きく折れ曲がる
(文献 1 より引用)

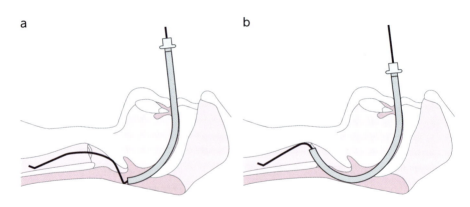

**図6** 気管チューブは 2 カ所の変曲点でつかまり進行できない
(文献 1 より引用)

　この状態で気管チューブを進めても，2 カ所の変曲点につかまり，チューブは進行できません **図6**．
　変曲点の角度を少しでも緩やかにしなければならず，喉頭鏡による喉頭展開を緩めることなく，GEB をできる限り滑らかな形とする努力が必要です **図7**．

## 直接視型喉頭鏡よりビデオ喉頭鏡においてGEB の扱いは難しい

　GEB は世界標準の DAM 対応デバイスといわれますが，引っかかる面もあり

CHAPTER 22：GEB や気管チューブエクスチェンジャーの注意点は中心静脈カテーテル留置の注意点と同じ

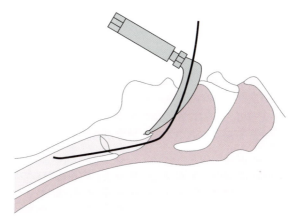

**図7** 喉頭展開をし GEB をできる限り滑らかにする
(文献1より引用)

ます．

　GEB は軽い弯曲をつけて使用するものの，基本的に直線的な棒です **図7**．直接視型喉頭鏡においては，喉頭展開により手技者は声門を直視します．そこに直線的な棒を入れるのは難しくありません．細い GEB は，気管チューブより楽に声門に挿入できます．

　一方，ビデオ喉頭鏡においては，舌のカーブを回り込み声門をのぞきます．

　GEB の挿入も直線的ではなく，カーブを回り込むスタイルとなります **図8a**．そのために，GEB にそれなりのカーブをつける必要があり，GEB 操作の難易度が上がります．他章で紹介した（→ p.140），ループをつけた GEB 形状とすれば，

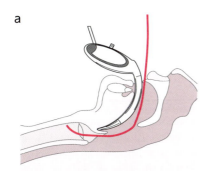 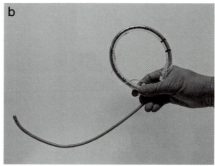

**図8** ビデオ喉頭鏡操作時の GEB 形状

GEB の先端の操作性が改善します 図8b .

> 「中心静脈カテーテルが進まない」と一般病棟からヘルプコールあり 図9
> 　中堅内科医が一般病棟にて中心静脈カテーテル留置を開始したが，トラブルがあり筆者が呼ばれた．
> 内科医「ガイドワイヤーはなんの問題もなく入ったんですよ．ガイドワイヤーにカテーテルを通したのですが，途中から全く進まなくてカテーテルを血管内に挿入できないんですよ．」
> 　筆者の使い慣れたカテーテルであったので，内科医がもつカテーテルの手元に違和感あり．
> 筆者「インナーシースがないと思うのですが，どうしたのですか？」
> 内科医「不要と思い捨ててしまいました．必要なんですか？」
> 　新しいカテーテルキットを開封し，インナーシースが入ったカテーテルとしたところスムーズに挿入された．
> 内科医「たかだか，こんな部品一つで変わるのですね…」
>
>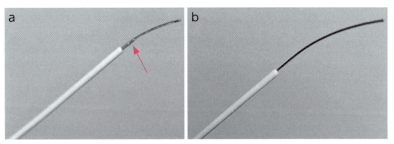
>
> 図9 　中心静脈カテーテル先端とガイドワイヤー
> a) インナーシース（→）あり，b) インナーシースなし

# 軽い段差をカテーテル類は乗り越えられない

　カテーテルやチューブは些細と思えることで進行が妨げられ，些細な工夫でリカバリーがなされることを読者に知っていただきたいです．先の「段差で進まない」トラブルを筆者は複数回経験しました．

　**海外の主な中心静脈カテーテル製品**　18G 径の留置針・金属針によって血管穿刺．18G にあう太いガイドワイヤーが同封される．

CHAPTER 22：GEB や気管チューブエクスチェンジャーの注意点は中心静脈カテーテル留置の注意点と同じ

**日本の主な中心静脈カテーテル製品**　20G・22G 径の留置針・金属針によって血管穿刺．20G・22G 径にあう**細いガイドワイヤー**が同封される．ガイドワイヤーが細くカテーテルとガイドワイヤーの間に隙間が生じるため，隙間を埋めるためのインナーシースがカテーテルに内封される．

　日本において細い針・細いガイドワイヤーが追求され，インナーシースをもつカテーテルが珍しくなくなりました．

　インナーシースを抜いても，段差はそれほど大きくなく，カテーテル挿入への障害になどならないように思えます **図9b**．しかし，全く進みません．

## GEB や気管支ファイバースコープを用いた気管挿管においても段差は問題となる

　GEB を用いた気管挿管と気管支ファイバースコープを用いた気管挿管は，棒を軸とする点において同じです．

　気管チューブ先端と GEB の段差が，喉頭蓋や披裂軟骨（右側が多い）と干渉しうまく進まないことがあります **図10**．かなりの頻度であります．以下に対策を示しますが，気管チューブのスムーズな進行のために，GEB が自然なカー

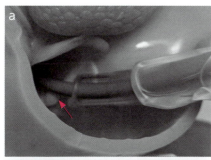
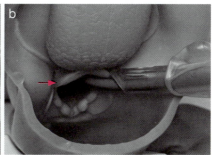
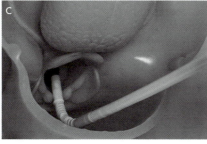

**図10**　GEB により誘導した気管チューブ先端と声門の干渉
気管チューブ先端（ベベル）は左側に開口する．
a）右披裂軟骨（→）と，ベベルは干渉しやすい．
b）喉頭蓋（→）とベベルの干渉もある．
c）気管支ファイバースコープの声門への進行．声門の背側を通過する．

ブ形状であることが重要です．

　喉頭蓋より披裂軟骨との干渉の頻度が多いとされます．GEBや気管支ファイバースコープは，舌に接着するように舌を回り込むことを期待します．しかし，本質的に，ガイドワイヤーやGEBや気管支ファイバースコープはたわみやすいです．たわみ，咽頭後壁に跳ね返されるように走行し，声門の背側を通過します．ベベルが左を向いていることもあいまって，右披裂軟骨と干渉しやすいのです．

**対策①**　**図11**　抵抗がある場所から気管チューブを少し後退させ，気管チューブを90°反時計回転（counterclockwise rotation）させながら進行する（→ p.102）．90°時計回転が有効であるときもある．

　GEBを気管挿管補助に使うときだけでなく，チューブエクスチェンジャーによる気管チューブ入れ替えのときにおいても反時計回転は有効です．

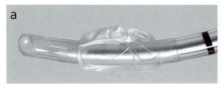 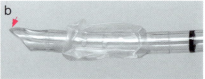

**図11**　**通常の気管チューブのベベル**
a）ベベルは左方向を向く．
b）90°反時計回転するとベベルは下を向き，披裂軟骨などとの干渉解消が期待される．多くの気管チューブの先端は，干渉を減らすために丸く加工される（→）．
製品名：Shileyスタンダード気管チューブ（メドトロニック）

**対策②**　GEBと気管チューブの段差を小さくする．

　一般的に使用されるGEB径は14Frと細く，径7.5mmや8.0mmの気管チューブと組み合わせると相当な段差があります　**図12a**．径7.0mmでも段差があります．緊急避難の気管挿管であれば（時間的猶予がなければ，危機的な低酸素状態であれば），径6.5mm気管チューブの選択をおすすめします．それほどに，段差の解消（減少）はこのトラブル解決において効果を発揮します．

　気管チューブの入れ替えであれば，太いチューブエクスチェンジャー（径19Fr）を使用し，気管チューブに対して段差を少なくする作戦は有効です　**図12b**．太いチューブエクスチェンジャーであれば，径7.5mmや8.0mmの気管チューブであっても，それまでの苦労がウソみたいに，スムーズにチューブ交換に成功します．段差の解消だけではなく，太いチューブエクスチェンジャー

CHAPTER 22：GEB や気管チューブエクスチェンジャーの注意点は中心静脈カテーテル留置の注意点と同じ

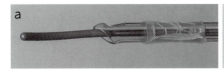

**図12** GEB やチューブエクスチェンジャーと気管チューブの段差
a) 径 7.5mm 気管チューブに対して 14Fr GEB は相当な段差がある．
b) 径 7.5mm 気管チューブに対して 19Fr GEB であれば段差はほとんど消失する．
径 8.0mm 気管チューブであっても段差は少ない．

は「腰がある」ため直線に近い形状となることも関係します．筆者は，近年，径 19Fr チューブエクスチェンジャーを ICU のエアウェイカートに常備するようになりました．

ただし，太いチューブエクスチェンジャーの先端を曲げて GEB 風にするのは容易ですが，先端のコントロールが難しく GEB としての使用は難しいです．

**対策③ 図13** 声門付近から気管チューブ先端が進まないトラブルを解消するために開発されたパーカー気管チューブ（→ p.104）を使用する．ベベルが下を向くパーカー気管チューブは，先端がくちばし状であるため，GEB や気管チューブを通したとき段差が減少します．この効果を目指したくちばしです．

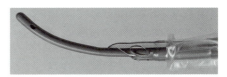

**図13** パーカー気管チューブ先端
製品名：パーカー気管チューブ 標準チューブ
（エム・シー・メディカル）

**対策④** GEB が声門を通るルートを変える．

なるべく GEB を滑らかな形 **図7** とすることの重要性を解説しました．しかし，ビデオ喉頭鏡（特に強弯型）使用時，舌を回避するため GEB は一旦咽頭後壁に触れるように下降し，その後上行し声門を通過します．よって，声門の後部（背側）を通過するので（**図14a**，posterior approach），披裂軟骨と干渉しやすいです．あるいは，喉頭鏡を右口側から入れるため，側方（特に右側方）を通過しやすいです（lateral approach）．声門の前部を通過させるために（anterior approach），GEB を口角から正中に移動させ，あるいは GEB を咽頭後壁から少しでも浮かせることを意識します **図14b**．助手が指を口腔内に入れ，GEB を内包する気管チューブを浮かせてもよいです．Anterior approach

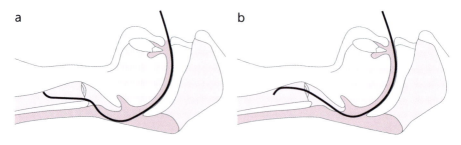

**図14** GEB の声門上部通過を目指す

を意識するとき，GEB を 180°回転させてもよいかもしれません 図14b．

## ガイドワイヤーやチューブはその特性を意識しなければならない

　ガイドワイヤー操作にたけた循環器科専門医は，ガイドワイヤーのたるみを常に回収し，折れに注意し，ガイドワイヤー先端にいかにパワーを伝えるか考えながら，カテーテル業務をしています．

　GEB やチューブエクスチャンジャーの操作においても，**軸・たわみ・段差**を意識して操作することが重要です．

**参考文献**
1) 小尾口邦彦．ER・ICU 診療を深める 2 リアル血液浄化 Ver.2. 中外医学社；2020．

# CHAPTER 23

こういうことだったのか！！ 一般医療者の生き残りの気管挿管

# 気管支ファイバースコープ挿管

ビデオ喉頭鏡が登場する以前は，DAM 対策の最高峰は気管支ファイバースコープによる気管挿管でした．「麻酔科医は誰もが気管支ファイバースコープによる気管挿管ができるようになりましょう」でした．

率直にいって，「経口気管支ファイバースコープ挿管は極度に難しい」です．気管支ファイバースコープ操作に不慣れであれば，経鼻気管支ファイバースコープ挿管も簡単であるとはとてもいえません．

ビデオ喉頭鏡が普及した今，麻酔科医であれば「ビデオ喉頭鏡で片づく」ケースが多く，あるいは本書で紹介してきた GEB の活用がなされ，気管支ファイバースコープを用いた気管挿管まで至るケースは激減しているのではないでしょうか．筆者自身そういった状況です．それゆえに麻酔科医であっても気管支ファイバースコープを用いた気管挿管の経験を積むチャンスが少なく，気管支ファイバースコープによる気管挿管をオプション（あるいはバックアッププラン）にもたない若手麻酔科医は多いのではないでしょうか？

当初，本書において気管支ファイバースコープを用いた気管挿管は扱わない予定でした．しかし，以下の症例を最近経験したことから，扱うことにしました．

---

40 代，敗血症性ショック患者．下顎も含めた顔貌に問題はなく，気管挿管はイージーに思える．他施設から 2 カ月の ICU 研修にきた優秀なレジデント A 医師が気管挿管を担当，スタッフ B 医師が補助することとなった．エアウェイは毎回が勝負だと考える筆者は，イージーと予想されるときもなるべく参加することとしているので，患者足元で待機．

McGRATH MAC（ブレードサイズ MAC4）を非常に深く挿入し，A 医師は苦戦している．

筆者「優秀な A 君ともあろうことが…，McGRATH を深く突っ込むパターンだな（➡ p.60）．」

筆者も患者頭元に移動し，気管挿管手技の補助に参戦．

---

171

筆者「ぎょへ〜，McGRATH のブレード 4 でもはるか向こうに喉頭蓋がある.」

　幸い，ふりきり法 姉妹書参照 により換気はできており，患者はやせているので輪状甲状間膜穿刺も難しくなさそうである．いつでも輪状甲状間膜穿刺ができるように準備をする.

　GEB を用いても，声門が遠すぎて GEB 先端をうまくコントロールできず，気管に挿入できなかった.

筆者「経鼻の気管支ファイバースコープ挿管にチャレンジしようか．絶対，鼻出血を起こしたらあかんで.」「気管チューブを径 7.5 から 6.5 に変更しようか.」

　気管チューブを先行させて，気管支ファイバースコープを進めたところ，喉頭蓋をイージーに乗り越え気管内に進めることができた．気管支ファイバースコープを軸に，気管チューブも気管への挿入に成功.

A 医師・B 医師が口を揃えて「実は，気管支ファイバースコープ挿管は初めてでした．意外にすんなりといったのでびっくりしました.」

　患者は 10 年前に声門の上部を悪性腫瘍のために摘出手術をしていたことが気管挿管後判明．声門の上部組織がなくなったことにより，声門が下部にけん引されたと考えられた.

# DAM は突然眼前に現れ，気管支ファイバースコープ挿管しか対応できない状況があるかもしれない

　DAM を予想するためのさまざまな標語があります．しかし，先の症例のように，予想もしていないときに突然出現するのが，DAM です．さまざまなパターンでやってきます.

　ビデオ喉頭鏡のおかげで，真の DAM も含めて気管挿管ができない症例は減少しました．しかし，ビデオ喉頭鏡で全部カバーできるか？　です.

　例えば，筆者が研修医であったころ，破傷風により全く開口できない患者が，窒息寸前となりました．筆者の恩師が，あっという間に気管チューブを経鼻ブラインド挿管しました．芸術的なテクニックでした．ブラインド挿管とは，喉頭鏡を使わず気管チューブだけで気管挿管するテクニックです．気管チューブ先端が声門に近づくと，気管チューブのコネクタ部分から聞こえる自発呼吸音が大きくなることをてがかりに，気管挿管します．筆者の恩師の口癖は，「患者の自発呼

CHAPTER 23：気管支ファイバースコープ挿管

吸が弱いとき，俺のブラインド挿管テクニックは弱いんだ」でした．もちろん自慢です．経鼻ブラインド挿管テクニックをもつ麻酔科医は，かつて「散見されました」が，多くが引退したのではないでしょうか．

DAM に自信をもつ麻酔科医は，キーデバイスをもつとともに，いろいろな手段ももちます．

あれもこれもと欲張りすぎないことを目指す本書ですが，先の症例のように，経鼻気管支ファイバースコープ挿管は意外にスムーズであるときが多いので扱うこととします．ただし，スムーズであるためには普段からの準備が必要です．

また，複数の DAM デバイスを組み合わせて戦うことを combination technique と呼びます．例えば，McGRATH MAC と気管支ファイバースコープを組み合わせて戦ってもよいのです．多くの ICU に常備されているだろう気管支ファイバースコープを，DAM 対応デバイスの一つとして押さえたいです．

173

# CHAPTER 24

## かなり難しい経口気管支ファイバースコープ挿管

　本章は,「経口気管支ファイバースコープ挿管にチャレンジしよう」を目的とするものではありません.「経口気管支ファイバースコープ挿管は難しいから,安易に手を出すべきではない」がメッセージです.

## 経口気管支ファイバースコープ挿管の基本

　経口・経鼻を問わず気管支ファイバースコープ操作において,ファイバースコープを直線状にして口や鼻孔に入れて進めるのが基本動作です 図1b. 先端にパワーをかけるために重要です. 小柄な手技者であれば足台が必要となるかもしれません.

　また,患者にファイバースコープを噛まれると,スゴイ修理費となります. 筆者施設の最近の修理代金例は80万円でした. 経口気管支ファイバースコープ挿入時,たとえ患者の意識レベルが悪くても,必ずマウスピースを使用しなければなりません. 気管チューブ内をファイバースコープが通過するとき,気管チューブなら患者に噛まれても大丈夫と思われがちです. 人が噛む力は強く,気管

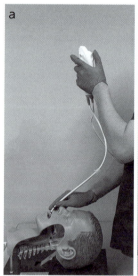 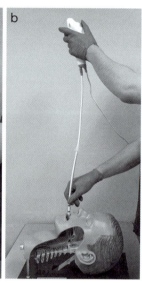

**図1** 気管支ファイバースコープの体外部分は伸ばして使用する
a) ファイバー部分が曲がると先端の正確なコントロールにも影響する.

CHAPTER 24: かなり難しい経口気管支ファイバースコープ挿管

チューブ越しであっても，しっかり歯型がファイバースコープにつきます（筆者がこのパターンの失敗経験をもつことがバレますね）．当然，高額修理送りとなります．

　また後述しますが，咽頭後壁を沿わすように気管支ファイバースコープを進めるので，咽頭後壁～喉頭付近の局所麻酔は必須です．意識レベルが悪い患者であっても，咽喉頭反射は残っているケースが多く，一方で局所麻酔の協力を得られず，誤嚥リスクも高くなるためリスキーです．

## なぜ経口気管支ファイバースコープ挿管は難しいのか理解する

　まず，経口気管支ファイバースコープ挿管はなぜ非常に難しいのか説明しましょう．

> **多くの医療者がイメージする経口気管支ファイバースコープ挿管方法**
> ① 舌に沿わせながら気管支ファイバースコープを進める．
> ② 声門がみえたところで，気管支ファイバースコープを進め気管内に挿入．
> ③ 気管支ファイバースコープを軸に気管チューブを進め気管内に留置．

## 経口気管支ファイバースコープは舌の表面を沿わせることはできない

　「① 舌の表面に沿わせながら気管支ファイバースコープを進める」とイメージしがちであり，そのように解説する医療者もいました．
　気管支ファイバースコープの可動部は先端から数 cm の 1 カ所のみです．残りのファイバー部分は適度な硬さと柔軟性をもちます．
　「舌の表面に沿わせる」ことは絶対にできません　図2a．気管支ファイバースコープは，団子のような舌の周りを，舌に付着しながら進むなどできません．
　耳鼻科医が鼻咽腔・喉頭ファイバースコープを用いて声門付近の観察をするとき，通常，経鼻で行いますが経口で行うことが稀にあります　図2b．患者を座位として細い鼻咽腔・喉頭ファイバースコープを用いれば，ある程度「舌を沿わす」ことは可能であり，声門の観察もできます．これがときに「舌に沿わせる」

175

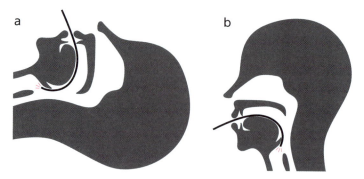

**図2** 経口気管支ファイバースコープを舌の表面に沿わせながら進めるイメージ

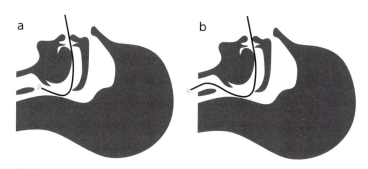

**図3** 経口気管支ファイバースコープは咽頭後壁に接触しながら進行する
実際には,マウスピースが必須である.

と思わせる原因と感じます.座位ポジションであれば観察はそれほど難しくなく声門の観察をできますが,気管チューブ留置は簡単ではありません.後述します.

## 経口気管支ファイバースコープは咽頭後壁に沿って進行する

　経口で気管支ファイバースコープを挿入すると,スコープは咽頭後壁にタッチしながら進行します **図3a**.舌に吸いつくことなどできません.そして,声門がみえたところで,スコープ先端を up 側に変形し進行させます **図3b**.

CHAPTER 24：かなり難しい経口気管支ファイバースコープ挿管

## 経口気管支ファイバースコープ先端の
## コントロールは難しい

　経口気管支ファイバースコープ挿管の基本スタイルは，手技者は右手で口近くのファイバー部分を把持し，左手によりスコープ本体操作をします 図1 ．口近くで把持するので気管支ファイバースコープの先端は，ある程度ねらったところにいきそうに思います．
　気管支ファイバースコープはかなり柔軟です．
　咽頭後壁沿いに進行させるわけですが，咽頭スペースは左右に大きなスペースがあります．手技者は正中を進めているつもりでも，気管支ファイバースコープ先端は左右に簡単にぶれます 図4 ．
　そして，不慣れな医療者は，オリエンテーションを失い，先端がどこにあるのかわからなくなります．

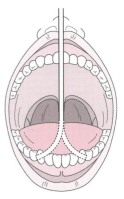

図4 経口気管支ファイバースコープ先端のコントロールは容易ではない

## 気管支ファイバースコープの気管留置に
## 成功しても…

　気管支ファイバースコープ先端の気管への留置に成功しても，苦難は続きます．
　ファイバースコープを軸として，気管チューブを進めるわけですが，気管支ファイバースコープは大きなカーブを2カ所もち，なかなか先進しません 図5 ．
　このような場合，喉頭鏡を用いて喉頭展開し，気管支ファイバースコープをできる限り直線化するのがコツです．GEBと同じ対応です（→p.165 図7 ）．

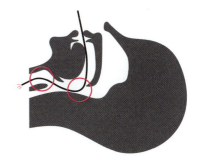

図5 経口気管支ファイバースコープを気管に留置するとき，大きなカーブが2カ所に生じる

## 準備しておきたい気管支ファイバースコープ挿管用経口エアウェイ

　以上のように，相当なテクニシャンであっても，経口気管支ファイバースコープ挿管は簡単ではありません．

　そこで，気管支ファイバースコープのガイドとなる気管支ファイバースコープ挿管用経口エアウェイが数種類販売されてきました．販売数が限られるようであり，残念ながら販売中止となった製品が少なくありません．

　筆者がおすすめするのは，サヌキエアウェイ［フジメディカル，実売価格800円程度，1箱（10個）ごとの販売］です 図6 ．さまざまな書籍で有名な，さぬちゃんこと讃岐美智義医師による製品です．

　あらかじめサヌキエアウェイに気管チューブをセットしますが，舌を不用意に傷つけないために，気管チューブの先端がエアウェイの先端から飛び出ないようにします 図7a ．通常の経口エアウェイと同じ要領で口腔に挿入します 姉妹書参照 ．

　気管支ファイバースコープを気管チューブに挿入すると，チューブ先端をすぐに出たところで喉頭蓋や声門を正面に確認できます．ファイバースコープを前進させ声門に挿入します．続いて，気管チューブを前進させます 図7b ．このようなエアウェイを使ってはじめて，舌に沿うようにファイバースコープや気管

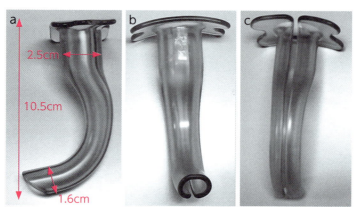

**図6** サヌキエアウェイ
c) 背部にスリットがあり，気管挿管に成功したら，このスリットを利用して気管チューブをはずす．

CHAPTER 24: かなり難しい経口気管支ファイバースコープ挿管

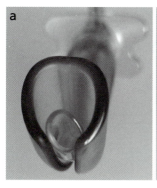
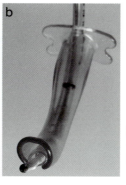

図7 サヌキエアウェイに気管チューブをセット
b) 気管チューブを通過した気管支ファイバースコープは直進する.

チューブを進めることができます 図2a .
　全長30cm以上の気管チューブがいわばガイドとなり，気管チューブを通るファイバースコープは直進性をもちます．エアウェイ先端を通過した後も直進的に進むので，イージーに声門に到達できるわけです．

## 水溶性潤滑剤をしっかり使う

　業務をスムーズに進めるために小さなことにこだわらなければなりません．サヌキエアウェイはワンサイズしかなく結構大きいのですが，内腔は意外に狭く，潤滑剤を使わないと内径7.0mmのチューブの通過がぎりぎりです．潤滑剤を使って内径7.5mmのチューブが限界です．いずれにしても，スムーズな操作のためには気管チューブの先端表面に潤滑剤を塗布しエアウェイに挿入しなければなりません．気管チューブを通過するファイバースコープも同様に，スムーズな操作のために先端付近に潤滑剤を塗布しなければなりません．

## 二人以上で戦うのが経口気管支ファイバースコープ挿管

　エアウェイの戦いは「助手の力」が大きいです．
　経口気管挿管であろうが，経鼻気管挿管であろうが，サヌキエアウェイを使おうが使うまいが，気管支ファイバースコープ挿管は複数の医師で戦うことが重要です．サヌキエアウェイの操作は助手が行ったほうがよいかもしれません．

# CHAPTER 25

## 意外に簡単な経鼻気管支ファイバースコープ挿管

　おそらく出番が減っている経鼻気管支ファイバースコープ挿管です.

　そもそも経鼻気管挿管は，副鼻腔炎のリスクもあり，以前ほど行われなくなりました.

　しかし，開口制限で全く口が開かないといったケースはあります. 別の章にも書きましたが，筆者は研修医のころ，破傷風で全く口が開かない患者に対して，指導医がブラインド気管挿管で危機を乗り越えたシーンに圧倒されました. そのようなすごいテクニックをもっているのであれば本書を読む必要はありません.

　前章で経口気管支ファイバースコープ挿管を紹介しましたが，エアウェイ管理に自信がない医療者におすすめはできません. そもそも，サヌキエアウェイといった経口気管支ファイバースコープ挿管補助デバイスは整備されていない施設のほうが多いのではないでしょうか.

　経鼻気管支ファイバースコープ挿管テクニックは一つではないのですが，本章においては，筆者が最もイージーと考える気管チューブを先行させる方法のみを紹介します.

## なぜ GIF 検査において経鼻が好まれるのか

　上部消化管内視鏡検査 [GIF (Gastrointestinal Fiberscope) 検査] において，観察目的であれば経口より経鼻が好まれます 図1a, b. 経口であると舌や咽頭後壁と干渉し，嘔吐反応につながりやすいからです 図1a. 経鼻であれば，舌と干渉することはなく，鼻腔を通過した後のファイバースコープはストレートに下降するので咽頭後壁への刺激も少ないです. よって，緊急的な経鼻気管支ファイバースコープ挿管であれば，必ずしも，咽頭後壁～喉頭付近の局所麻酔は必須ではありません.

　GIF において，下鼻甲介より中鼻甲介経由を好む内視鏡専門医が多いようです 図1c. GIF 用ファイバースコープが自然な弯曲をもって鼻腔を通過するた

CHAPTER 25: 意外に簡単な経鼻気管支ファイバースコープ挿管

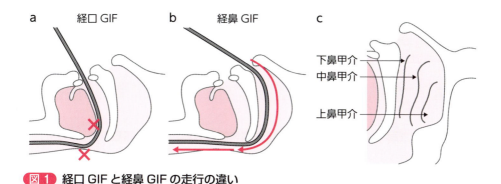

**図1** 経口 GIF と経鼻 GIF の走行の違い

めです．経鼻気管支ファイバー挿管においては，下鼻甲介経由が原則です．

## 経鼻気管挿管中に鼻出血を起こすと地獄

　鼻腔を乱暴に扱うと容易に鼻出血します．**ビデオ喉頭鏡や気管支ファイバースコープの最大の敵は，口腔内や鼻腔からの出血**です．全く視野がとれなくなります．患者は窒息に陥るかもしれません．
　時間的余裕があるのであれば，鼻腔の予防的止血処置をするべきです．
　5〜10万倍程度に希釈されたアドレナリンを染み込ませた綿棒 **図2** を鼻腔に留置します．ボスミン注 1mg（1mL）は 1,000倍希釈液であるので，生理食塩水 50mL で希釈すると，ほぼ 5 万倍希釈液となります．
　基本的に，経鼻気管挿管において気管チューブ

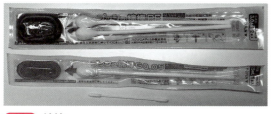

**図2** 綿棒
適当な綿棒がない場合，イソジンやクロルヘキシジンなど消毒用の綿棒を，消毒液との隔壁を開通させずに使用すればよい．最初に太い消毒用の綿棒を 2〜3 本鼻孔に挿入した後，隙間を耳かき用綿棒で埋めてもよい．

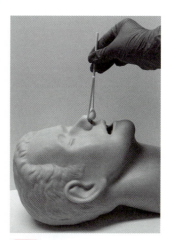

**図3** 鼻孔に立てるように綿棒を数本入れる

は下鼻甲介 図1c を通るので，綿棒は鼻孔に垂直に立てるように入れます 図3．
　ねらった側の鼻孔が狭く対側にチェンジする場合があるので，両鼻孔に予防的止血処置をします．

# 小指による鼻孔のブジー

　このテクニックはさまざまな発信で著名な脳外科医　中島伸医師が，かなり以前にエッセイで紹介した方法です．

　やや細い気管チューブであっても，鼻孔からすると相当な太さです．チューブを通過させる前に，小指で鼻孔をブジーします（ブジーの意味は「狭窄した部分を拡張させる」）．

　目標とする鼻腔に，たっぷり潤滑剤を入れた後，小指を縦に入れます 図4a．第2関節を入れたあたりで止めがちですが，小指の根本までしっかり入れます 図4b．これも，中島医師の受け売りです．しっかりブジーです．

　先に紹介したように，予防的止血処置をするべきですが，そのような時間的余裕がなく経鼻気管挿管に追い込まれることがあります．その際，この小指ブジーは非常に有用です．また，鼻中隔弯曲などにより小指が進まない場合は，対側の鼻孔に同様に小指ブジーをします．進む，進まないも繊細な小指であれば判断しやすいです．

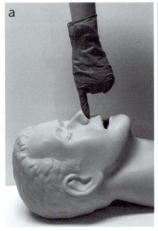
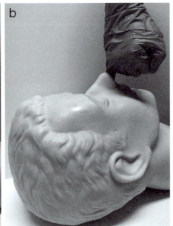

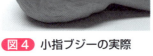

図4　小指ブジーの実際

CHAPTER 25：意外に簡単な経鼻気管支ファイバースコープ挿管

筆者は，先の予防的止血処置をしたとしても，重ねて小指ブジーを行います．小指ブジーのおかげで，幸い鼻出血に悩まされたことはありません．

## 気管チューブの選択

筆者は，通常の気管挿管において細径の気管チューブは好みではないのですが，DAMにおいては細径チューブの選択が，気管挿管の成功率の上昇につながります．声門という孔に対して細い管のほうが通りやすいのは当然です．鼻出血のリスクも減ります．緊急避難的な気管挿管において成人男性であれば径7.0mm，

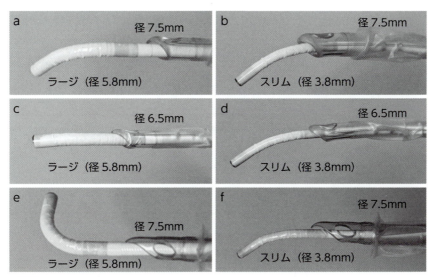

**図5 気管チューブ径と気管支ファイバースコープ径の関係**
a, b, c, d：通常の気管チューブ（Shiley スタンダード気管チューブ，メドトロニック）
e, f：パーカー気管チューブ（エム・シー・メディカル），ディスポーザブル気管支ファイバースコープ（Ambu® aScope™ 4 ブロンコ，Ambu）ラージ（径5.8mm），スリム（径3.8mm），他にレギュラー（径5.0mm）がある．
a：気管チューブ径7.5mmに対してラージは若干の隙間があるが，気管チューブ先端がラウンドチップ加工されているので，段差は目立たない．
b：気管チューブ径7.5mmに対してスリムは隙間・段差が目立つ．
c：気管チューブ径6.5mmに対してラージはぴったりフィットする．
d：気管チューブ径6.5mmに対してスリムは隙間・段差が目立つ．
e：パーカー気管チューブ径7.5mmに対してラージは，気管チューブ先端形状により隙間・段差がない．
f：パーカー気管チューブ径7.5mmに対してスリムであっても，気管チューブ先端形状により隙間・段差が目立たない．

成人女性であれば径 6.5mm でも仕方ないのではないでしょうか.

また，径が異なる気管支ファイバースコープがある場合，挿入を予定する気管チューブを通る最大径のスコープを選択します．もしくは，気管支ファイバースコープが通る細径気管チューブを選択します．段差がしばしばチューブが進まない現象につながるからです 図5a, c（→ p.167）．パーカー気管チューブであれば，段差が減りなめらかになるので好ましいです 図5e, f（→ p.104）．

可能であれば，ピッチャーにやや熱い湯を入れ（温水道水で可，洗浄用の温生食 500mL に入れるといった対応も可），気管挿管直前までチューブの先端を入れておきます．チューブの先端が相当柔らかくなるので鼻出血リスクが減ります．チューブ先端の温度は，湯から出すとすぐに下がります．

# 3 面を一致させるのが
# 経鼻気管支ファイバースコープ挿管

頭頸部の矢状断面において，鼻腔～声門～気管は 1 つの面にあります 図6．

気管チューブは弯曲をもち，それが面を作るといえます 図7．

気管支ファイバースコープ先端の弯曲は，やはり面を作ります．

これらの 3 面を一致させると，「意外に簡単」なのが経鼻気管支ファイバースコープ挿管であり，3 面を一致させなければならないのが経鼻気管支ファイバースコープ挿管です．

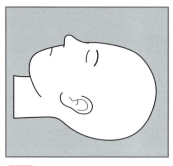
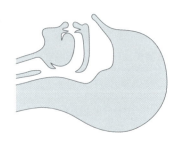

図6 頭頸部矢状断面

CHAPTER 25：意外に簡単な経鼻気管支ファイバースコープ挿管

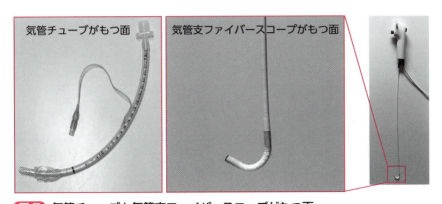

**図7** 気管チューブと気管支ファイバースコープがもつ面

## 手技者の立ち位置

　気管支ファイバースコープの扱いに慣れた呼吸器内科医，あるいは喉頭ファイバースコープの扱いに慣れた耳鼻科医は，立ち位置は患者頭側に必ずしもこだわりません．時にアクロバティックな立ち位置からでも，上手にファイバースコープ操作をします．オリエンテーションを失うことなく，スコープ先端の向きを修正し，声門を視野に入れ，進行することができます．

　しかし，不慣れな医療者は徹底的に面にこだわらなければなりません．図6 図7．正確に患者の頭元に立ちます 図8．気管チューブに気管支ファイバースコープを挿入する前に，up 側にレバーを操作し，ファイバースコープ先端が目標とする声門側に弯曲することを確認します．少しでも正中からずれて弯曲す

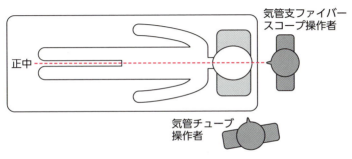

**図8** 手技者の立ち位置

るのであれば，ファイバースコープ本体を握る向きを微調整します．

## 気管チューブの鼻孔への挿入

　ファイバースコープ操作者が行ってもよいですが，ファイバースコープ操作者はファイバースコープ操作に専念してはどうでしょうか．患者に平行に立つ助手が，気管支チューブがもつ面 図7 を意識しながら気管チューブを鼻孔に挿入します．

　小指ブジー 図4 と同様に，気管チューブを鼻孔に対して立てるように入れます．下鼻甲介ルートです 図1c ．

　成人であれば気管チューブを10cm強程度挿入します 図9a ．経鼻エアウェイと同様に 姉妹書参照 ，鼻孔から下顎角までサイジングをしてもよいです．この段階ではあまり深く入れません．盲目的に進めても，舌にチューブ先端が接触

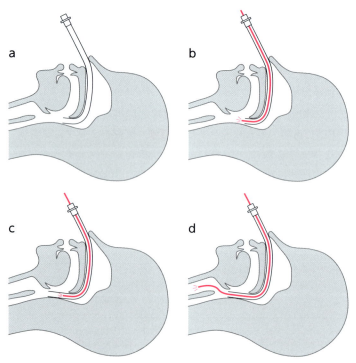

図9　気管支ファイバースコープによる経鼻気管挿管の実際

し，不用意に傷つけるリスクがあるからです．

　開口可能な患者であれば，口をのぞき込んでもよいです．気管チューブ先端が正中にみえれば OK です．

## 気管チューブへ気管支ファイバースコープ挿入

　続いて，気管チューブに気管支ファイバースコープを通し進めます．30cm 以上の長さをもつ気管チューブがいわばガイドとなるので，気管支ファイバースコープは安定的に直進します **図9b**．正中をキープできており，舌根沈下が著しくなければモニター画面に喉頭蓋がみえるはずです．喉頭蓋が遠くにみえる場合，あるいは舌根沈下に視野を阻まれているのであれば，助手がさらに気管チューブを前進させます **図9c**．そしてファイバースコープを前進させ，up 操作をし，声門経由で気管に入れます **図9d**．経鼻気管挿管において，気管支ファイバースコープの軸と気管軸は近いので，スムーズに進む可能性が高いです．また，舌根沈下に対しては，足元から第二の助手に，CC 法 **姉妹書参照** などにより舌根沈下を解除してもらい視野を改善させてもよいです．

　気管チューブをガイドとして利用するので，正中をキープできれば意外に簡単なのが，気管支ファイバースコープを用いた経鼻気管挿管です．

## チャンスを捉えて「経験を積もう」

　例えば，手術操作により片側の反回神経麻痺・声帯麻痺があり得る食道癌の手術後患者が ICU に入室したとします．担当外科医は，実際に反回神経麻痺を起こしたか知りたいので，声門の観察を耳鼻科医に依頼します．手術翌日が多いです．それほど精密な観察・評価をしたいのではなく，動きがよいのか悪いのか，全く動かないのか，その程度の評価を外科医は求めています．

　筆者が，「我々（集中治療医）が気管支ファイバースコープで声門を観察しましょうか？」というと迅速性もあることから，外科医に喜ばれます．録画すれば，耳鼻科医も含めて共有できます．

　経鼻エアウェイ径 7mm か 8mm を患者の鼻孔に丁寧に挿入します．鼻出血の合併を防ぐためでもありますが，この経鼻エアウェイは仮想気管チューブでもあります．径 8mm のほうが長いため，仮想気管チューブに向きます．そして，先に解説した 3 面の一致を意識しながら，気管支ファイバースコープを経鼻エア

ウェイに入れます．気管支ファイバースコープを前進させ，声帯の動きを観察します．ここまでスコープを進めることができれば，スコープ先端の気管内への挿入はイージーです．

あるいは，気管挿管されていた患者の抜管後，上気道の閉塞が明らかであれば再挿管を急がなければなりませんが，悩ましいケースがあります．そういったケースにおいても単に経過観察をするのではなく，気管支ファイバースコープと経鼻エアウェイを用いて積極的に声門を観察してはどうでしょうか．患者の安全向上につながります．

このように声門の観察ができれば，経鼻の気管支ファイバースコープ操作に相当慣れます．いざとなったとき，経鼻気管支ファイバースコープ挿管をできる自信となるはずです．

> **近年の筆者の口癖**
>
> 気管支ファイバースコープはすぐにつぶれるで～．気管を1回だけ観察をしたいといったときは，高級品（筆者施設であればペンタックス製品）を使ったらよいけど，ファイバースコープによる痰や血痰の頻回な吸引が必要なケース，気管挿管の補助に気管支ファイバースコープを使うケースにおいては，ディスポーザブル製品を使用しようぜ．

# ディスポーザブル気管支ファイバースコープを活用しよう

オリンパス，ペンタックスといった日本の有名メーカーによる気管支ファイバースコープを筆者施設においても活用してきました．光源とディスプレイのシステムは数百万円，気管支ファイバースコープも1本数百万円します．気管支ファイバースコープを使用するたびに高度洗浄をしなければなりません．

なにより最大の問題は，容易に破損することです．ルーズソックス現象（ファイバースコープ表面の被覆がのび，折り重なる現象）もすぐに起こります．患者に噛まれることもあります．気管支ファイバースコープ挿管といったハードな使い方をすると，相当な確率で傷みます．破損するたびに，以前は50万円程度，最近は80万円近い請求書が届きます．

率直にいって，筆者が在籍するICUも含めた多くのICUにおける気管支ファイバースコープの使用目的の大半は，精密な診断（例：肺癌の観察・診断）では

ありません．それであれば，気管支ファイバースコープにストレスがかかる使用
が予想されるとき，実売が 4 万円前後のディスポーザブル気管支ファイバース
コープの使用が合理的ではないでしょうか．

　筆者は，筆者所属 ICU において高級品の気管支ファイバースコープや光源・
ディスプレイシステムの更新をやめてもよいかなと考え始めています．

# 索　引

## あ行

| | |
|---|---|
| アイーン | 118 |
| 意識下挿管 | 22 |
| エアウェイスコープ | 52 |

## か行

| | |
|---|---|
| 外傷初期診療ガイドライン | 24 |
| ガイド | 145 |
| カプノグラム | 27 |
| ガムエラスティックブジー | 137 |
| 気管支ファイバースコープ | 155 |
| 気管支ファイバースコープ挿管 | 171 |
| 気管支ファイバースコープ挿管用 | |
| 　経口エアウェイ | 178 |
| 気管挿管困難の予測（LEMONS） | 4 |
| 気管挿管対象患者の予備能（HOP）と対応 | 4 |
| 気管挿管における薬剤選択 | 24 |
| 気管挿管の準備 | 24 |
| 気管挿管の適応（MOVES） | 4 |
| 気管チューブ先端形状 | 99 |
| 気管チューブの2カ所に角度をつける方法 | 90 |
| 気管チューブの鼻孔への挿入 | 186 |
| 気管軟骨 | 28 |
| 気道管理のお約束 | 8, 9 |
| 気道管理のチェックシート | 8 |
| 機能的残気量 | 127 |
| 逆トレンデレンブルグ体位 | 128 |
| 急速導入 | 12 |
| 強弯型ビデオ喉頭鏡で語られるテクニック | 77 |
| 強弯型ビデオ喉頭鏡における | |
| 　気管挿管テクニック | 111 |
| 強弯型ブレード | 51 |
| 強弯型ブレードと弱弯型ブレードの比較 | 74 |
| 強弯型ブレードの実際 | 74 |
| 強弯型ブレード用スタイレット | 88 |
| 筋弛緩薬 | 20 |
| 筋弛緩薬を投与しない気管挿管 | 16 |
| 筋弛緩薬を用いない気管挿管方法 | 13 |
| 首枕・肩枕体位 | 119 |
| クリックサイン | 139 |
| 経口気管支ファイバースコープ挿管 | 174 |

| | |
|---|---|
| 経鼻胃管チューブ | 22 |
| 経鼻気管支ファイバースコープ挿管 | 180 |
| ケタミン | 24 |
| 口角は簡単に大きく伸びる | 116 |
| 甲状軟骨 | 28 |
| 硬性スタイレットのルール | 110 |
| 小指による鼻孔のブジー | 182 |

## さ行

| | |
|---|---|
| サヌキエアウェイ | 178 |
| 視野を犠牲にしろ | 78 |
| 重症患者に対してのRSI診療ガイドライン | 20 |
| 修正 Mallampati 分類 | 4 |
| 修正 RSI | 18 |
| 昇圧薬 | 22 |
| 迅速導入気管挿管（RSI） | 13 |
| 少しスタイレットを抜くテクニック | 93 |
| スタイレット | 83, 93 |
| スタイレットによるさまざまな | |
| 　気管チューブ形状 | 87 |

## た行

| | |
|---|---|
| 段差 | 166 |
| 中等度弯曲型ブレード | 55 |
| チューブエクスチェンジャー | 151 |
| チューブエクスチェンジャーを留置した | |
| 　ときのルール | 157 |
| 直接視型喉頭鏡の基本理論 | 37 |
| 直接視型喉頭鏡の作用点 | 40 |
| ディスポーザブル気管支ファイバースコープ | 188 |
| 手元に角度をつけ支点とする方法 | 90 |

## な行

| | |
|---|---|
| 二重曲げ法（double-curved tube） | 91 |

## は行

| | |
|---|---|
| パーカー気管チューブ | 104, 112 |
| バックアップビデオ喉頭鏡 | 47 |
| バックアッププラン | 7, 16 |
| 鼻腔の予防的止血処置 | 181 |
| ビデオ喉頭鏡による軟部組織損傷リスク | 69 |
| ビデオ喉頭鏡の注意点 | 60 |
| ビデオ喉頭鏡のデメリット | 44 |
| ビデオ喉頭鏡のメリット | 43 |

| | |
|---|---|
| 肥満患者 | 131 |
| ホッケー型 | 88, 93 |
| ホールドアップサイン | 139 |

## ま行

| | |
|---|---|
| マスクによる換気困難の予測因子 | |
| （MOANS） | 5 |

## や行

| | |
|---|---|
| ヤンカーサクションチューブ | 26 |
| ユニバーサルスタイレットブジー | 148 |

## ら行

| | |
|---|---|
| 輪状甲状間膜切開における軸としての活用 | 147 |
| 輪状軟骨 | 28 |
| 輪状軟骨圧迫 | 28, 29 |
| 輪状軟骨の解剖学的特徴 | 28 |
| ロクロニウム | 15 |

## 数字・欧文

| | |
|---|---|
| 3-3-2 ルール | 5 |
| 3 本の軸理論 | 37, 120 |
| 4 ステップテクニック | 72 |
| ABC プラニング | 7 |
| AceScope | 54 |
| around the corner | 72 |
| AWS | 52, 145 |
| AWS のチューブガイド機能 | 145 |
| back up head elevated | 132 |
| bed up head elevated | 132 |
| BUHE | 131 |
| BURP | 28, 32 |
| can visualize cannot intubate 現象 | 108, 109 |
| CCR | 102 |
| C-MAC | 51 |
| Cormack 分類 | 6, 137 |
| counterclockwise rotation | 102 |
| cricoid pressure | 29 |
| C 型 | 87 |
| DAM | 2, 137, 172 |
| delayed sequence intubation | 21 |
| difficult airway management | 2, 137, 172 |
| DSI | 21 |
| ETCO₂ モニター | 27 |
| FRC （functional residual capacity） | 127 |

| | |
|---|---|
| GEB | 137 |
| GEB の形状の裏技 | 140 |
| GEB の酸素投与デバイスアダプタ | 142 |
| GEB への酸素流量 | 144 |
| GEB を活用した，気管切開チューブ再挿入術 | |
| | 147 |
| GlideScope | 51 |
| gum elastic bougie | 137 |
| head elevated laryngoscopy position | 132 |
| HELP | 131 |
| HOP | 4 |
| i-view | 49 |
| JATEC （Japan Advanced Trauma Evaluation and Care） | 24 |
| J 型 | 88 |
| LEMONS | 4 |
| MACOCHA スコア | 7 |
| McGRATH MAC | 52 |
| MOANS | 5 |
| modified RSI | 18 |
| MOVES | 4 |
| NPPV による preoxygenation | 22 |
| OELM | 34 |
| optimal external laryngeal manipulation | 34 |
| POGO スコア | 80 |
| preoxygenation | 14 |
| ramp position | 127 |
| rapid induction | 12 |
| rapid sequence induction | 13 |
| RSI | 13 |
| RSI の実際 | 14 |
| sacrifice the view | 78 |
| sniffing position | 117 |
| SOAP MD | 24 |
| straight-to-cuff 型 | 88, 93 |
| suction （吸引） | 24 |
| table ramp | 128 |
| triple airway maneuver | 118 |
| UE スコープ | 54, 55 |
| UE スコープ 小児用ブレード | 58 |
| Upper lip bite test | 4 |

**著者略歴**

小尾口　邦彦（こおぐち　くにひこ）

| | |
|---|---|
| 1993 年 | 京都府立医科大学医学部卒業 |
| | 京都府立医科大学附属病院研修医 |
| 1994 年 | 京都第一赤十字病院研修医 |
| 1999 年 | 京都府立医科大学大学院卒業 |
| | 大津市民病院救急診療科・集中治療部 |
| 2011 年 | 大津市民病院救急診療科診療部長 |
| 2019 年 2 月 | 市立大津市民病院救急診療科・集中治療部診療部長 |
| 2019 年 7 月 | 京都市立病院集中治療科部長 |
| 2022 年 7 月 | 京都府立医科大学麻酔科学教室・集中治療部病院講師 |
| 2022 年 11 月 | 京都府立医科大学麻酔科学教室・集中治療部講師 |
| 2023 年 4 月 | 京都府立医科大学麻酔科学教室・集中治療部講師 |
| | 集中治療部部長 |
| 2023 年 7 月 | 京都府立医科大学麻酔科学教室・集中治療部准教授 |
| | 集中治療部部長 |

医学博士
日本集中治療医学会専門医
日本麻酔科学会専門医・指導医
日本救急医学会専門医
麻酔標榜医
日本集中治療医学会評議員
日本集中治療医学会機関紙編集・用語委員会委員
FCCS インストラクター

こういうことだったのか!!
一般医療者の生き残りの気管挿管　　　ⓒ

| 発　行 | 2025 年 3 月 25 日　1 版 1 刷 |
| 著　者 | 小尾口　邦彦 |
| 発行者 | 株式会社　中外医学社 |
| | 代表取締役　青　木　　滋 |
| | 〒 162-0805　東京都新宿区矢来町 62 |
| | 電　話　　(03) 3268-2701　(代) |
| | 振替口座　　00190-1-98814 番 |

印刷・製本/横山印刷㈱　　　　　　　〈MS・AK〉
ISBN978-4-498-16682-0　　　　　　Printed in Japan

**JCOPY**　〈(社)出版者著作権管理機構　委託出版物〉

本書の無断複製は著作権法上での例外を除き禁じられています.
複製される場合は, そのつど事前に, (社)出版者著作権管理機構
(電話 03-5244-5088, FAX 03-5244-5089, e-mail: info@jcopy.
or.jp) の許諾を得てください.